Chirurgie conservatrice

dans le traitement des

Rétentions rénales

IS. — BAILLIÈRE, ÉDIT.

CONTRIBUTION

A LA

CHIRURGIE CONSERVATRICE

DANS LE TRAITEMENT DES

RÉTENTIONS RÉNALES

CONTRIBUTION

A LA

CHIRURGIE CONSERVATRICE

DANS LE TRAITEMENT DES

RÉTENTIONS RÉNALES

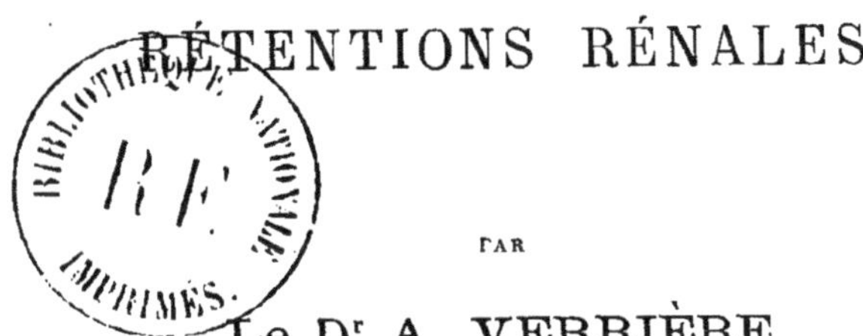

PAR

Le Dr A. VERRIÈRE

Ancien Externe des Hôpitaux civils,
Ex-Interne de l'Hôpital Saint-Joseph.

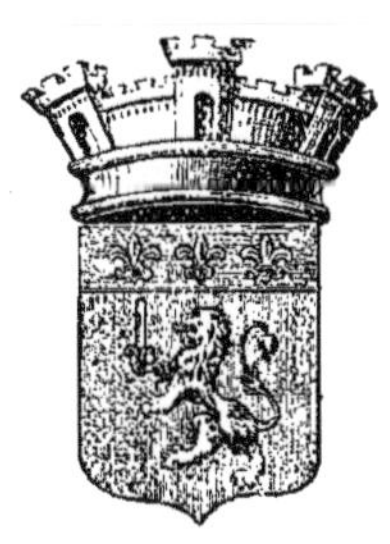

PARIS

LIBRAIRIE J.-B. BAILLIÈRE ET FILS
Rue Hautefeuille, 19, près du Boulevard Saint-Germain

1899

AVANT-PROPOS

Durant ces quelques années d'études trop vite écoulées à mon gré, j'ai rencontré des maîtres qui, non contents de dépenser pour moi leur science incontestée, m'ont encore comblé de toute leur bienveillance. Je saisis avec empressement cette occasion qui m'est offerte aujourd'hui de leur adresser l'expression de ma profonde reconnaissance.

M. le professeur Laroyenne, en acceptant de présider ma thèse, m'a fait un honneur dont j'apprécie tout le prix ; je l'en remercie sincèrement ainsi que MM. les professeurs agrégés Rochet, Rollet, Siraud qui m'ont fait le meilleur accueil lorsque je leur ai demandé de vouloir bien faire partie de mon jury.

MM. les professeurs Gayet et Testut, M. le professeur agrégé Beauvisage, en m'ouvrant si cordialement leurs laboratoires, n'ont pas obligé un ingrat, et je suis heureux de leur témoigner ici toute ma gratitude pour leur bienveillance à mon égard.

J'adresse un hommage respectueux à la mémoire de

M. le professeur agrégé Didelot qui, avant et pendant mes premières années d'études, n'a pas cessé de me prodiguer les conseils les plus sages et les plus éclairés.

Pendant mon externat, j'ai eu successivement pour maîtres : le regretté Dr Levrat, puis MM. Adenot, Jaboulay, Cordier, Josserand et Garel, je suis heureux de pouvoir leur témoigner ma reconnaissance pour leurs excellentes leçons et leur bienveillance constante.

Je ne puis sans un serrement de cœur quitter l'hôpital Saint-Joseph où j'ai passé des années si agréables. MM. les Drs Clément, Chabalier, Goullioud et Rafin ont toujours été pour moi des maîtres pleins de bonté. Je ne saurais trop louer leur science, ainsi que leurs qualités du cœur et de l'esprit ; je garderai toujours du temps passé auprès d'eux le meilleur souvenir.

Quant à mes camarades d'internat, dans l'intimité desquels j'ai passé des instants si agréables, qu'ils soient persuadés que les liens d'amitié que nous avons noués ensemble ne feront que devenir de plus en plus étroits.

PRÉFACE

Dans leur travail sur l'*hydronéphrose intermittente*.
Terrier et Baudoin expriment ce desideratum du rétablis-
sement du cours de l'urine par une opération destinée à
améliorer et à rendre normaux les rapports de l'uretère
et du bassinet devenus anormaux.

Déjà, en 1886, Trendelenburg avait essayé de rétablir
l'écoulement de l'urine dans la vessie et, quelques années
plus tard, à l'occasion d'une présentation de Kuster pour
une opération analogue, il s'exprimait ainsi : « Je crois
que l'on devrait, dans tous les cas d'hydronéphrose, chercher à déplacer l'embouchure de l'uretère dans le bassinet,
ainsi que je l'ai fait le premier, et supprimer le clapet qui
s'oppose à l'écoulement de l'urine. Pareille opération
plastique sera généralement moins dangereuse que l'extirpation du rein et elle doit être considérée comme l'opération rationnelle, en ce sens qu'elle rétablit la conforma-
tion normale. »

A la suite de Trendelenburg et de Kuster, divers
chirurgiens tentèrent de réaliser de telles opérations
plastiques ; c'est qu'aussi la *néphrectomie* trop radicale
avait causé quelques déboires, la *néphrotomie* laissait

souvent après elle une fistule intarissable qui nécessitait alors une néphrectomie secondaire. D'ailleurs des travaux récents montraient que des reins hydronéphrosés et que l'on croyait perdus sans retour recouvraient leur fonction.

Des expériences prouvaient en toute évidence que le parenchyme, malgré des désordres microscopiques manifestes, pouvait récupérer en tout ou en partie sa fonction normale. La logique et le raisonnement devaient donc pousser autant que possible à conserver un organe encore capable d'être utile, d'autant plus que, le cas s'étant montré plusieurs fois, le rein rétentionniste était le seul encore valide et le sacrifier était perdre sans retour le malade.

Pendant notre internat nous avons suivi une malade atteinte d'une rétention rénale gauche. Notre maître, M. Rafin, fut appelé à faire sur elle une intervention assez spéciale ; il pensait trouver simplement une coudure urétérale et se disposait à faire une *uretéro-pyélonéostomie*, mais il constata une disposition assez particulière de l'uretère en Z et, voyant que l'uretère avait malgré cette polyplicature un calibre normal, il se contenta de rompre les adhérences multiples qui maintenaient l'uretère dans cette position et put ensuite, par la néphropexie, fixer le rein de telle façon que l'embouchure de l'uretère se fît juste alors au point déclive. La malade, que nous suivons depuis près d'un an, retira un bénéfice considérable de cette opération. Aussi, sur les conseils de notre distingué maître, M. Rafin, nous avons recherché ce qui s'était fait jusqu'à ce jour dans cette voie conservatrice et nous avons eu l'idée de faire de ces recherches le sujet de notre thèse inaugurale.

Nous avons pour but, dans ce modeste travail, de grouper les opérations faites jusqu'à ce jour depuis Trendelenburg : nous pensons les avoir à peu près toutes recueillies. Toutes les observations étrangères, nous les avons traduites directement sur les mémoires originaux, pensant qu'il était préférable de les publier in extenso, plutôt que d'en donner un résumé succinct.

Ce chapitre de *rétentions rénales* étant trop vaste, nous avons laissé de côté les rétentions d'origine *calculeuse*, les rétentions *congénitales;* nous avons de même négligé les rétentions provenant de *compression* de voisinage, *tumeur utérine* par exemple, *affection vésicale :* de même les *greffes vésicales, vaginales, rectales, urétéro-uretérales* n'entrent pas dans le cadre de notre sujet : nous nous sommes donc limité exclusivement à l'étude des rétentions rénales reconnaissant pour cause une *lésion* siégeant dans le voisinage du *bassinet;* d'ailleurs, Boari vient de faire paraître une excellente monographie sur toute la chirurgie de l'extrémité inférieure de l'uretère.

Notre premier chapitre contiendra le diagnostic causal de la rétention, les indications opératoires que nous fournit l'examen clinique.

Nous examinerons ensuite, dans un deuxième chapitre, quelle est la quantité de tissu rénal nécessaire pour assurer l'épuration urinaire ; quel est l'état du tissu noble dans les collections uronéphrotiques et enfin quels sont les moyens que la clinique met à notre disposition pour évaluer la valeur fonctionnelle du rein.

Enfin, dans notre troisième chapitre, nous essayerons de faire la critique des procédés opératoires variés mis en œuvre.

CONTRIBUTION

A LA

CHIRURGIE CONSERVATRICE

DANS LE TRAITEMENT DES

RÉTENTIONS RÉNALES

— Bassinet et extrémité supérieure de l'uretère —

CHAPITRE PREMIER

Diagnostic de la rétention, de sa nature, de sa modalité et de sa cause.

On ne peut point tracer un tableau général[1] des rétentions rénales. Leur symptomatologie varie en effet suivant que l'on se trouve en présence d'un contenu *septique* ou non, d'une rétention *complète, incomplète ou intermittente*. Cependant elles présentent un certain nombre de signes communs qui permettent de songer à la *rétention* sans en préjuger la nature ou la cause étiologique.

Le sujet porteur de cette affection l'a vue en général

---

[1] Dans ce chapitre, nous n'avons pas la prétention de donner un ensemble complet des symptômes de la rétention rénale, pas plus que nous ne ferons le diagnostic des rétentions d'avec les tumeurs ou la tuberculose. Nous supposons cela connu et pour plus ample information nous renvoyons aux classiques.

débuter d'une façon insidieuse : petit à petit s'est formée une tumeur faisant saillie dans l'hypocondre, bombant sous les fausses côtes. En même temps, douleurs vagues, sensation de pesanteur dans la région, déformation faisant croire à une scoliose (Fenger [1]). L'examen pratiqué alors fait constater une voussure dans la région lombo-abdominale ; le palper révèle une tumeur plus ou moins volumineuse, rénitente, fluctuente, parfois indolore, d'autres fois, au contraire, douloureuse spontanément et à la pression ; on peut constater parfois du ballottement. Par la percussion, enfin, on remarque une matité invariable par les changements de position du malade, matité séparée par une zone de sonorité de la matité splénique ou hépatique : enfin, très souvent, l'on reconnaît l'existence du côlon en avant de cette tumeur.

Cette tumeur peut être confondue avec d'autres tumeurs abdominales. Les kystes du foie, lorsqu'ils se développent du côté de la région lombaire, les kystes de la rate, peuvent facilement en imposer pour des tumeurs d'origine rénale ; en général, ces kystes ne présentent pas le ballottement lombo-abdominal. Mais il existe des cas de rétention rénale dans lesquels on ne trouve pas le signe de Guyon, lorsque, par exemple, les tumeurs, dès le début, ont pris un développement abdominal et se sont éloignées de la région lombaire, dans les poches trop volumineuses que leur poids empêche de ballotter, enfin dans certains cas d'uronéphrose flasque, alors que la poche même assez volumineuse est peu distendue par le liquide qu'elle contient.

[1] Fenger, se reporter à l'observation III.

Les kystes du mésentère ont pu prêter à confusion, mais ils jouissent d'une grande mobilité et ne présentent pas de ballottement. Plus difficile est le diagnostic du kyste de l'ovaire et c'est celui qui fit hésiter et est erroné le plus souvent. C'est ainsi que Rehn[1] diagnostique une tumeur ovarique et ce n'est que le péritoine incisé et la tumeur ouverte qu'il reconnaît son erreur. Schramm[2], pour assurer son diagnostic, fait deux laparatomies exploratrices successives. Les éléments du diagnostic les meilleurs sont : la mobilité de la tumeur, son développement de bas en haut et enfin la ponction exploratrice, et encore ce moyen est parfois trompeur. Si la ponction donne un liquide franchement acide dans lequel on peut trouver facilement de l'urée, le diagnostic ne peut être hésitant ; mais que l'on trouve un liquide alcalin, albumineux, contenant peu d'urée, les difficultés deviennent insurmontables, et l'on comprend que Simon[3] ait conseillé de faire une incision avec exploration digitale.

Nous verrons plus loin comment on peut à présent trancher facilement le diagnostic par le cathétérisme uretéral.

Dans le diagnostic de rétention rénale, il ne suffit pas de reconnaître la maladie : il est nécessaire encore de préciser une série de détails importants au point de vue du traitement ; le diagnostic doit être complet et comprendre la variété septique ou non, fermée ou intermittente; la nature et le siège de l'obstacle; l'état anatomique et le fonctionnement du rein sain aussi bien que du rein malade.

[1] Rehn de Francfort, supplément du *Centralblatt für Chirurgie*, 1890.

[2] Schramm, *Berliner klin. Wochenschrift*, 1883.

[3] Simon, *Chirurgie der Nieren*, 1880.

Le développement lent et graduel de la collection rénale ne s'accompagnant pas de phénomènes fébriles est en faveur d'une rétention *septique*. Un passé urinaire, des phénomènes anciens d'infection, de la température coexistante avec les phénomènes énumérés plus haut devront faire penser au contraire à une rétention *septique*. La clinique possède actuellement des moyens d'investigation précis pour affirmer le diagnostic, je veux parler de la *cystoscopie* et du *cathétérisme* des uretères.

La *cystoscopie* fait constater dans les *uronéphroses fermées* qu'un des orifices uretéraux ne laisse pas passer d'urine, dans les *uronéphroses ouvertes*, que l'urine du côté malade s'écoule en bavant et à des intervalles plus séparés que du côté sain. De même, pour les *pyonéphoses* absence d'écoulement dans un cas, gouttelettes troubles dans l'autre. Les variétés *intermittentes* se diagnostiquent en général avec plus de facilité cliniquement ; c'est qu'aussi l'ensemble symptomatique est assez spécial. Les crises de rétention plus ou moins fréquentes, plus ou moins violentes se manifestent par des variations dans le volume du rein, des différences dans l'intensité des douleurs. Les deux phénomènes suivent du reste une marche parallèle. Le malade sent tout d'un coup augmenter ses douleurs et la palpation, qui la veille permettait à peine de sentir le rein, le montre, au moment des douleurs, volumineux, sensible à la pression, puis les douleurs disparaissent, la tuméfaction diminue ; en même temps apparaît un autre signe de grande valeur mais qui n'est pas constant : la cessation des douleurs est soudaine et l'on voit se produire une débâcle parfois énorme.

Une émission d'urines limpides est la preuve d'une

rétention aseptique : le plus souvent la quantité est fonction de la dimension de la poche, mais parfois il existe une véritable polyurie nerveuse, analogue d'ailleurs en tous points à celle qui succède à une colique néphrétique, qui n'a pu s'accompagner d'une rétention suffisante.

L'augmentation de volume du rein n'est pas d'ailleurs, si on la considère isolément, un signe absolu de rétention et de rétention proportionnelle. Dans maintes circonstances, au moment de l'opération pratiquée en pleine crise, le rein augmenté de volume peut ne contenir que très peu d'urine, le volume parfois considérable est dû en grande partie à la congestion de l'organe.

La douleur, elle aussi, est variable, mais elle est plus habituellement symptôme de *crises intermittentes* que de *rétention fermée,* car le rein comme la vessie peut subir une distension lente sans réagir par le symptôme douleur, tandis qu'une augmentation brusque de la tension et de son contenu provoque une douleur d'autant plus vive que la distension est plus rapide.

Cliniquement, il est plus facile de diagnostiquer une rétention *intermittente septique* qu'une *rétention* de même ordre *aseptique.* En effet, l'examen des urines est d'un haut enseignement.

Dans le premier cas, en pleine crise de *rétention,* si le rein opposé ne fonctionne pas de façon suffisante, on a simplement une diminution de la quantité d'urine et, après les crises, les urines sont plus abondantes, un peu moins chargées en principes extractifs, mais dans les cas de *retention septique,* indépendamment de la débâcle purulente, de l'ascension thermique ayant accompagné cette rétention purulente, on remarque ce fait d'une grande valeur que,

pendant la crise, les urines émises sont absolument limpides, c'est que dans ce cas il y a *rétention complète*, que
la vessie est saine et qu'enfin le rein du côté opposé est
normal.

Les signes cliniques, avons-nous dit, peuvent donner
une assez grande sûreté au diagnostic, mais ils ne peuvent
pas, à eux seuls, permettre de faire le diagnostic causal
avec exactitude: c'est au *cathétérisme de l'uretère* que
nous serons donc obligés d'avoir recours dans presque
tous les cas.

Il nous reste à étudier les causes de *rétention* pour établir notre diagnostic causal :

Laissant de côté les rétentions d'origine *congénitale*,
nous passerons aussi sous silence les *rétentions acquises*,
provenant d'affections *vésicales* ou de l'*extrémité inférieure* de l'uretère; de même nous laisserons toutes les
rétentions compliquant une *grossesse*, une tumeur *utérine*
ou *ovarienne*. Nous ne voulons considérer que les rétentions qui relèvent d'une cause agissant sur l'extrémité
supérieure de l'uretère, n'apportant d'ailleurs comme
contribution à la chirurgie rénale que des opérations
conservatrices faites sur le *bassinet* et l'*extrémité supérieure de l'uretère*.

Primitivement les rétentions *calculeuses* ne devaient
pas être citées par nous, mais rapportant une observation
de M. Albarran qui a fait de la chirurgie conservatrice
dans un cas semblable, nous en dirons donc quelques
mots.

Cela dit, la cause la plus fréquente de *rétention rénale*
doit être attribuée à un déplacement du rein, et d'ailleurs
l'étiologie nous montre l'*uronéphrose* plus fréquente chez

la femme, qui présente si souvent des ptoses de ce viscère.

Sans rechercher les causes du rein mobile, contentons-nous de rechercher les relations qui existent entre *rein mobile* et *rétention urinaire*.

Tantôt on a considéré l'hydronéphrose comme la cause du rein mobile, tantôt au contraire comme sa complication.

Urag [1] le premier conclut à la mobilité du rein, par le fait d'hydronéphrose. Simon [2], Lancereaux [3] citent des faits analogues, mais cette théorie était passible d'objections sérieuses : si le poids de la tumeur hydronéphrotique était capable de déplacer le rein, le même fait aurait dû se produire dans les néoplasies de cet organe, or tel n'est pas le cas en clinique. Il paraît donc plus vraisemblable de penser que l'hydronéphrose est une complication du rein mobile.

Virchov [4] remarque que l'uretère forme un angle avec le bassinet, d'où sa théorie du clapet; il voit là une disposition congénitale.

Pour Simon, la valvule est le résultat de l'abaissement du rein distendu. Kuster [5] invoque la pyélite, ne tenant pas compte des rétentions aseptiques. Landau [6], à la Société de médecine de Berlin, déclare que le développement des hydronéphroses dans le rein mobile était dû à une coudure uretérale déterminée par la fixité relative de l'extrétrémité de l'uretère qui ne suivait pas le rein dans son dé-

[1] Urag, *Viener med. Wochenschrift*, 1856.
[2] Simon, *loco citato*.
[3] Lancereaux, in *Dechambre*, 1896.
[4] Virchov, *Berlin. Geb. Vesh*, 1840.
[5] Küster.
[6] Landau, *Berliner klin. Wochenschrift*, 1883.

placement. Terrier [1], Baudoin, Israël [2], Clément, Lucas, Monod, Tuffier, Rochet et Albarran établissent cette théorie sur des bases solides.

Trois ordres de fait peuvent en effet démontrer ces condures de l'uretère. Lorsque, sur le cadavre, on déplace le rein en bas, on voit l'uretère s'abaisser et en même temps se plisser. Legueu, dans une autopsie de rein mobile, sans distension rénale, a constaté ce fait avec la dernière évidence.

Par le *cathétérisme des uretères*, Albarran[3] s'est trouvé deux fois arrêté à 12 ou 15 centimètres ; en refoulant le rein, la sonde pouvait arriver jusque dans le bassinet. Pasteau[4] cite le cas d'une malade chez laquelle il fut aussi arrêté : ayant refoulé le rein mobile, il put franchir l'obstacle et évacua, en notable quantité, du liquide.

Cette malade, d'ailleurs, avait, je crois, l'habitude de se mettre dans la position génupectorale quand elle voyait survenir ces crises hydronéphrotiques, mettant ainsi son rein en position déclive et arrêtait, paraît-il, sa crise.

Navarro[5] et Tuffier[6] ont fait des études expérimentales sur le chien, justement pour voir l'influence de ces coudures uretérales. Les coudures ne sont pas oblitérantes.

[1] Terrier et Baudoin, De l'hydronéphrose intermittente *(Revue de chirurgie*, 1891).

[2] Israël, *Langenbecks Archiv für Clin. chirurgie*, 1894.

[3] Albarran, *Association française de chirurgie*, 1898.

[4] Pasteau, 140 examens cystoscopiques *(Annales des maladies des organes génito-urinaires*, 1899).

[5] Navarro, thèse de Paris, 1894.

[6] Tuffier, *Étude expérimentale sur la chirurgie du rein*, 1889.

Cliniquement, ce fait devait être prévu, car nombre de reins mobiles ne s'accompagnent pas de *rétentions rénales*, d'ailleurs, comme nous le verrons dans notre troisième chapitre, dans ces cas la néphropexie est un bon moyen de guérison.

Bien entendu, la perméabilité n'existe qu'autant que les coudures sont mobiles, elle diminue créant un obstacle à l'écoulement dès que la coudure est fixée. Legueu, dans son expérience, a remarqué que, les coudures étant fixées, les liquides injectés passaient moins bien. Il faut donc, pour que la rétention se produise, que l'uretère perde sa mobilité, ce qui arrive par inflammation de voisinage lorsque les coudures contractent des adhérences entre elles ou avec les parties voisines.

Indépendamment de ces coudures, le canal urinaire tourne sur lui-même, et l'on voit se réaliser une flexion en même temps qu'une torsion. Krakhauer[1], à l'aide de ballons de caoutchouc, a réalisé ces diverses conditions anatomiques : Si le ballon placé horizontalement forme un angle avec le tube conducteur et qu'en même temps ce tube soit tordu, quand on remplira le ballon, celui-ci se soulèvera par suite de l'augmentation de pression de l'eau et se dilatera toujours de plus en plus ; mais un écoulement se produira sous l'influence d'un léger mouvement du côté du support qui déplacera un peu le ballon et entraînera le déroulement du tube. On peut encore avec cet appareil réaliser l'augmentation ou la diminution de pression : l'écoulement de liquide du ballon plein devient possible ou s'arrête selon la position de celui-ci, soit en augmentant, soit en diminuant la pression. »

[1] Krakhauer, thèse de Berlin, 1880.

Tuffier a réalisé expérimentalement l'hydronéphrose en fixant l'uretère. Albarran et Legueu réalisent de même une hydronéphrose par un fil en anse sur lequel venait se plicaturer l'uretère.

Navarro, dans sa thèse, explique ainsi la distension : « Au début le rein descend verticalement dans un plan parallèle à la ligne parasternale, il descend aussi loin que les organes du pédicule rénal le permettent ; quand les vaisseaux ne peuvent plus s'allonger, le rein ne peut plus s'abaisser, il tourne alors autour de son pédicule, l'extrémité supérieure s'abaisse, se porte en dehors, le bord externe devient inférieur, l'extrémité inférieure se porte en dedans. Ainsi le rein mobile ne s'accompagnerait de rétention que lorsqu'il est horizontal : son pôle inférieur soulève alors l'uretère et le comprime, amenant par suite un obstacle par diminution de calibre. »

Bazy[1] explique la rétention d'une autre façon : Que l'on suppose un bassinet augmentant rapidement de volume sous l'influence d'une oblitération momentanée de l'uretère dans un point quelconque de son étendue, ce bassinet, en se développant, va s'appliquer sur l'uretère dont il contribuera à diminuer le calibre en l'aplatissant.

Cet uretère s'appliquant de plus en plus sur la poche, son insertion à la poche deviendra de moins en moins régulière : au lieu de continuer en quelque sorte le bassinet, il se coudera sur lui et la poche sera définitivement fermée.

Bazy relate deux cas types justifiant cette manière de voir. La rétention peut, très bien, simplement trouver son

---

[1] Bazy, L'uretéropyélonéostomie *(Revue de chirurgie,* 1897).

explication dans l'expérience suivante. Quand, avec la douche d'Esmach, on veut arrêter l'écoulement du liquide et qu'on n'a pas de robinet, il suffit de faire un coude aigu au tube de caoutchouc, pour qu'aucun liquide ne s'écoule, malgré la pression qui peut être de plus de 2 mètres[1]. Nous avons parlé plus haut des adhérences qui immobilisent les coudures, le rein restant mobile ; dans d'autres cas, la poche hydronéphrotique est fixée à son tour, la rétention alors n'est plus *intermittente*, elle devient *rémittente*, forme de transition entre la *rétention ordinaire* et la *rétention intermittente*.

L'uronéphrose intermittente n'est pas toujours due au *rein mobile*, Monod et Marchand ont publié des cas d'*hydronéphrose intermittente* sans mobilité du rein. Championnière a deux cas dus à un calcul. Braun a un cas analogue. Ségond, Mynter, Stulk, Sutton, Albarran ont vu se réaliser le syndrome *hydronéphrose intermittente* dans des cas de *rétrécissements multiples*.

Sans doute, dans les *rétentions septiques* consécutives à une *pyélonéphrite*[2] par exemple, on conçoit fort bien un rétrécissement inflammatoire ; c'est, du reste, là-dessus que Kuster échafaudait sa théorie valvulaire, mais on

---

[1] Ce procédé est tellement sûr et commode que c'est celui qu'emploient dans les usines les ouvriers qui transvasent des liquides éminemment caustiques, comme l'acide sulfurique, azotique, etc.

[2] La pyélonéphrite sans rétention rénale peut être confondue avec la pyonéphrose, surtout lorsque le rein est gros et qu'il existe une grande quantité de pus dans les urines. Le diagnostic ne peut être basé que sur les grandes débâcles purulentes qui sont l'apanage exclusif des pyonéphroses (Albarran).

peut avoir des *rétentions aseptiques* dans un rétrécissement cicatriciel par exemple, provenant d'une autre cause que l'infection ; c'est ce que réalise fort bien la lithiase rénale, il peut, du reste, exister des valvules congénitales ; enfin, on est obligé de mettre sous la rubrique : hydronéphroses de causes inconnues, certaines rétentions dues à des indurations avec rétrécissement dont l'étiologie nous échappe.

Bien entendu, il ne faut pas oublier parmi les causes de rétention les *traumatismes* qui, passés inaperçus, ont pu s'accompagner d'une lésion de l'uretère même, ou d'un épanchement périrénéal qui, s'organisant comprime l'uretère. Il est vrai de dire que ces cas sont rares.

La plupart des causes d'hydronéphrose peuvent rarement être diagnostiquées cliniquement sans le secours du *cathétérisme* et, pour montrer toute l'importance de ce procédé très perfectionné actuellement, nous citerons quelques exemples recueillis surtout dans la thèse d'Imbert.

Mais auparavant c'est un devoir agréable pour nous de rappeler tout ce que l'on doit à l'école Neker. MM. Guyon et Albarran, ces maîtres incomparables en urologie, par leurs travaux et ceux de leurs élèves, font prendre à l'école française la première place dans le monde scientifique. Le cystoscope de M. Albarran, perfectionné encore ces temps derniers, est un instrument merveilleux dont nous avons pu, sous la direction de notre maître, M. Rafin, constater tous les avantages, et qui laisse bien loin derrière lui tous les appareils employés auparavant pour l'examen direct de la vessie par les voies naturelles.

Nous avons puisé à pleines mains dans les nombreuses publications de M. Albarran, aussi son nom reviendra à tout instant dans le cours de ce travail.

Le *cathétérisme*, comme nous allons le voir, permet donc de faire le diagnostic causal c'est ainsi pour en citer quelques exemples que M. Albarran reconnut un calcul de bassinet.

Un malade avait été néphrotomisé pour un calcul du rein gauche. Le rein droit étant malade à son tour, on pratiqua le 10 septembre 1897 le cathétérisme cystoscopique : cathétérisme facile sans obstacle ; *en retirant la sonde, j'eus alors*, dit M. Albarran[1] *de la manière la plus nette, la sensation d'un calcul qui grattait contre ma sonde.* Le diagnostic de calcul rénal du côté droit était établi, d'autant plus que je savais par l'examen cystoscopique qu'il n'y avait pas de calcul de la vessie ; du reste, ma sonde était bien dans le bassinet, puisque je venais de retirer 12 gr. 5 d'urines purulentes dont voici la composition :

Réaction	Acide
	grammes
Urée	2,60
Acide phosphatique	1
Chlorures	3,50
Albumine	peu

Leucocytes et hématie. Le malade n'a pas été observé à nouveau.

Observation résumée par M. Albarran[2] dans la *Revue de gynécologie.* Cathétérisme le 18 novembre 1896 ; on ne put introduire la sonde que de quelques centimètres : à l'autopsie, coudure à angle aigu à quelques centimètres de son orifice.

[1] Albarran, *Congrès d'Urologie*, 1897.
[2] Albarran, *Revue de gynécologie*, 1897.

Observation Albarran[1]. Pyonéphrose calculeuse, rétrécissement néphrectomie. Un cathétérisme pratiqué à trois reprises permet d'introduire une sonde à 20 centimémètres. A l'opération, on reconnaît un rétrécissement de l'uretère sur lequel buttait la sonde. .

Observation de Pawlick[2] : Coliques néphrétiques, le cathétérisme amène un bouchon muqueux, cessation immédiate des douleurs.

Observation de Pawlick[3] : Rétrécissement de l'uretère gauche, essai de dilatation ; pas de résultat, mais le rétrécissement était parfaitement reconnu par le cathétérisme uretéral.

Observation Pawlick[4] : Obstacle uretéral, cathétérisme impossible, sonde butte à 20 centimètres sur un obstacle.

Casper[5], essai de cathétérisme. Sonde introduite d'environ 10 centimètres, butte sur un obstacle ; après douleurs violentes, expulsion d'une urine contenant du sédiment rouge.

Casper[6], essai de cathétérisme d'uretère droit. Sonde ne dépasse pas 4 centimètres. Trois fois de suite même tentative, toujours arrêt au même point ; enfin, une fois la sonde passa ; par néphrotomie, on trouva deux pierres dans le bassinet, il existait probablement un simple spasme.

---

[1] Albarran, thèse de Imbert.
[2] Pawlick, *W. med. Presse*, 1896.
[3] *Ibid.*
[4] *Ibid.*
[5] Casper, Monographie, obs. IX, *in extenso (Berlin. klin. Woch.*, n° 17, 1896.
[6] Casper, Monographie, obs. XI, *id.*

Nous nous contentons de ces quatre à cinq observations pour montrer que le cathétérisme[1] peut permettre de faire le diagnostic causal de la rétention. Nous aurions pu en citer d'autres très intéressantes ; nous renvoyons à la thèse d'Imbert, à laquelle nous avons du reste emprunté celles que nous présentons.

Il nous reste donc à examiner maintenant le fonctionnement d'un rein hydronéphrosé, ce qui va faire l'objet de notre deuxième chapître.

[1] Nous verrons dans le chapitre suivant les indications et contre-indications de cathétérisme. Le cathétérisme peut de plus être rendu difficile, impossible même dans les cas de cystite ou de réflexe réno-vésical ; c'est ce qui est arrivé du reste chez notre malade : ce réflexe a empêché toute tentative. On n'a pas jugé utile de faire le cathétérisme sans anesthésie.

CHAPITRE II

Minimum du tissu rénal nécessaire à la vie — Valeur physiologique du rein rétentionniste. Moyens fournis par la clinique pour évaluer cette valeur physiologique. Analyse chimique. Elimination du bleu. Toxicité. Cryoscopie.

« Qu'il s'agisse, disent Guyon et Albarran[1], d'une rétention aseptique (uronéphrose) ou d'une rétention septique (uropyonéphrose), il importe au plus haut point d'établir un diagnostic précis, capable de guider sûrement l'action chirurgicale et de choisir, en connaissance de cause, le mode d'intervention. » Et ce diagnostic ne repose pas tant sur la nature ou sur la cause même de la rétention, il doit envisager aussi l'état même du parenchyme rénal, c'est-à-dire qu'avant tonte tentative chirurgicale on doit examiner avec soin la valeur fonctionnelle du rein considéré et peut-être même, avec plus d'attention encore, celle du rein du côté opposé.

Nous n'en voulons pour exemple que les deux cas suivants. Gersuny[2] rapporte cette observation : Chez un

[1] Guyon et Albarran, *Physiologie pathologique des rétentions rénales*, 2e session, de l'Association française d'Urologie, Paris.

[2] Gersuny, Communication au Congrès des Sciences médicales de Moscou, 1897.

malade atteint de pyélonéphrite purulente, on pratiqua le cathétérisme de l'uretère, du côté opposé ; l'urine retirée fut reconnue de constitution limpide. On pratiqua alors une néphrectomie. Le malade mourut le soir même. L'autopsie montra que le rein laissé en place était transformé en poche purulente et qu'il n'existait qu'une seule pyramide intacte qui avait secrété l'urine recueillie. Si j'avais pu prévoir cela, disait Gersuny en terminant sa communication, j'aurais fait seulement la néphrotomie.

Litten[1], à la suite d'une néphrectomie, eut une mort par anurie : il s'agissait d'une malade qui rendait chaque jour 1 litre 1/2 à 2 litres d'urine purulente et chez laquelle on constatait dans l'hypocondre droit une tumeur nettement purulente. L'examen cystoscopique montra que le pus était formé par le rein droit. On crut que le rein gauche était sain, bien que l'orifice uretéral correspondant n'eût pu être découvert. En conséquence, on conseilla la néphrectomie droite qui se fit sans incident. Mort par anurie avec accidents urémiques.

A l'autopsie on trouve que le rein gauche, non perceptible à la palpation pendant la vie, était le siège d'une dégénérescence beaucoup plus avancée que le rein droit ; de plus, l'uretère gauche se trouvait oblitéré et rétracté, de sorte que l'orifice uretéral était très difficile à reconnaître. Toute l'urine recueillie provenait donc du rein enlevé.

Nous voyons par ces deux exemples combien un traitement conservateur eût été plus judicieux ; aussi nous voulons dans ce chapitre montrer quels moyens nous

---

[1] Litten, Discussion à la Société berlinoise de médecine sur le cathétérisme des uretères, 19 octobre 1898.

donen la clinique pour apprécier la valeur fonctionnelle du rein, ce qui permettra d'instituer alors une thérapeutique rationnelle.

Il paraît utile tout d'abord de rechercher quelle est la quantité de parenchyme rénal nécessaire à la vie. Tuffier[2], dans une série d'expériences sur les animaux, est arrivé aux conclusions suivantes :

« La moyenne physiologique de 70 kilogrammes étant admise, l'homme a besoin pour entretenir ses fonctions en équilibre parfait de 80 à 100 grammes de rein, soit à peu près le tiers ou le quart de ce qu'il possède normalement. Nous avons donc une richesse exagérée de parenchyme rénal : c'est une loi générale de physiologie pathologique. Nous possédons dans nos viscères une quantité de parenchyme supérieure à celle dont nous avons besoin normalement. C'est grâce à ce surcroît qu'il nous est possible de maintenir notre équilibre physiologique, malgré la destruction pathologique si fréquente d'une partie de nos tissus glandulaires.

« Par des résections successives on peut supprimer chez un animal un poids de parenchyme égal à celui des deux reins sans provoquer d'accidents ; il semble que la régénération du parenchyme en soit indéfinie.

« La compensation physiologique ne peut s'établir que si le parenchyme rénal du côté opposé est sain ; il peut être détruit et supprimé dans une étendue égale au tiers de son poids physiologique, mais la partie restante doit être normale.

---

[1] Tuffier, *Etudes expérimentales sur la chirurgie de l'uretère*, 1839.

« S'il existe une néphrite généralisée, l'ablation de l'un des reins est suivie d'une issue funeste. Dans ces cas, la mort survient par suite du défaut d'hypertrophie compensatrice. »

Nous verrons plus loin l'importance de ces conclusions, dans l'application de l'intervention chirurgicale. Auparavant, nous allons examiner rapidement les résultats que nous donne la recherche de la valeur fonctionnelle du rein rétentionniste. Le travail de Guyon et Albarran[1] nous servira dans une très large mesure, et nous admettrons sans rectification la division que ces auteurs ont employée.

Les rétentions rénales *aseptiques* ou *septiques* doivent être étudiées, suivant qu'elles sont *complètes* et *fermées incomplètes*, ou *primitivement fermées* et *secondairement ouvertes*.

RÉTENTION COMPLÈTE, URINE ASEPTIQUE : URONÉPHROSE

Hermann fit les premières recherches de physiologie expérimentale : ayant lié l'uretère d'un chien, il le mit en communication avec un manomètre et remarqua que, sous l'influence de la ligature, la pression augmentait au-dessus rapidement, puis elle allait plus lentement pour finalement s'arrêter. Guyon[2], reprenant les mêmes expériences, put démontrer qu'au bout de vingt minutes la pression atteignait 40 millimètres, pour monter, au bout d'une heure, à 70 millimètres ; elle reste alors stationnaire pendant une

---

[1] Guyon et Albarran, *loco citato.*

[2] Guyon, *Annales des maladies des organes génito-urinaires,* 1891,

heure ou deux et se met à décroître progressivement pour
n'être plus, au bout de quatre heures, à peu près que
de 40 millimètres. Au bout de vingt-six jours, elle est
encore de 11 millimètres pour tomber enfin, à 3 millimètres, au bout de quatre mois et quinze jours.

Cette pression doit être attribuée à l'inextensibilité des
parois de l'uretère et du bassinet. Que peut-il résulter de
cette pression énergique? On sait que, physiologiquement,
la pression est à peu près nulle dans les uretères et les
tubuli, alors qu'au contraire les vaisseaux glomérulaires et
tout le système vasculaire sont soumis à une certaine
pression, c'est du reste la condition expresse de la sécrétion urinaire; la pression augmentant au-dessous des glomérules il en résulte un obstacle à la sécrétion, la quan--
tité d'urine diminue en effet notablement et en même
temps la proportion d'urée.

Que devient alors le tissu propre du rein ?

Pour Le Dentu[1], Conheim[2]; Hartmann[3], Merklen,
l'obstruction lente et progressive de l'uretère amène
l'hydronéphrose, alors que l'obstruction brusque provoque
l'atrophie de la glande.

Hartmann, d'ailleurs, dans une note sur la pathogénie
de l'hydronéphrose, dit : « Récemment nous avions la
confirmation de ce fait dans une autopsie où une ligature
serrée de l'uretère n'avait été suivie d'aucune dilatation
rénale bien que le malade eût survécu quelque temps à cet
accident passé inaperçu au cours de l'opération ».

[1] Le Dentu, *Affections chirurgicales des reins, des uretères,
etc.*, 1888.
[2] Conheim, *Allgemeine Pathologie,* Bd. II, p. 400.
[3] Hartmann, *Notes sur la pathogénie de l'hydronéphrose.*

Merklen relate une expérience de ligature de l'uretère
chez un lapin. Huit mois après, à l'autopsie, on trouve un
rein atrophié. Mais tous les auteurs ne partagent pas la
même opinion, et nous pouvons citer parmi ces derniers :
Arnould, Basy, Tuffier, Legueu, Albarran et Guyon. Ces
auteurs appuyent tous du reste leur opinion sur des faits
indiscutables.

Arnould[1] ayant lié un uretère trouva, deux mois plus
tard, à l'autopsie un rein distendu ayant doublé de volume
et contenant un liquide sans trace d'urée.

Bazy[2] fit aussi une expérience analogue, il pratiqua
une ligature du l'uretère sur un chien : quatre mois plus
tard il pouvait présenter à la Société anatomique une
hydronéphrose manifeste.

Albarran[3] et Legueu ont eu aussi des résultats analogues, mais ils déclarent que jamais dans les cas de ligature brusque on n'obtient des hydronéphroses aussi volumineuses que dans les cas d'obstruction incomplète.

Il semble difficile, de prime abord, de concilier deux
opinions aussi opposées, basées sur des expériences qui,
étant donné la grande compétence de leurs auteurs, ne
paraissent prêter le flanc à aucune critique.

Donnadieu[4] donne l'interprétation suivante de ces faits
si contradictoires : il y a ou il n'y a pas d'hydronéphrose,
suivant le moment où se fait l'examen. Au début, pendant

---

[1] Arnould, thèse de Paris, 1891.

[2] Bazy, Présentation, le 17 mars 1893, à la Société anatomique.

[3] Albarran et Legueu, Congrès de chirurgie, 1892. — Albarran,
thèse de Paris, 1889.

[4] Donnadieu, Des effets de l'obstruction de l'uretère et du traitement de l'anurie consécutive par la néphrotomie systématique
(*Archives cliniques de Bordeaux*, n° 8, 1895).

quinze ou vingt jours, il n'y a pas d'hydronéphrose, les tubuli sont bien évidemment un peu dilatés, mais il n'y a pas en somme de distension rénale, elle n'a pas eu le temps de se produire. Pendant les quelques mois qui suivent elle est constituée.

A la même époque, Navarro[1] dans sa thèse inaugurale écrivait : «Aussitôt après la ligature, l'uretère et le bassinet se dilatent, puis la distension subit un temps d'arrêt et la poche peut même diminuer, c'est que le rein résiste et l'urine arrêtée peut se résorber en partie, mais le rein se sclérose et se laisse dès lors forcer. Au bout d'un mois, la distension est considérable et en deux, trois ou quatre mois, l'hydronéphrose est constituée.

Mais alors la lésion continuant à évoluer nous voyons survenir une troisième phase : les éléments du rein, sous l'influence de la distension, subissent des lésions importantes ; la sécrétion s'arrête, puis le liquide se résorbe, le rein se ratatine, s'atrophie et se supprime physiologiquement, suivant l'expression de Guyon.

Cette marche de la lésion explique très bien pourquoi, chez les malades morts d'anurie calculeuse, on ne trouve presque jamais d'hydronéphrose[2]. C'est qu'ils meurent trop tôt : le rein en est encore à sa première phase.

Il semble donc rationnel d'admettre que l'on pourrait faire recouvrer au rein sa fonction si l'on intervient à

[1] Navarro, thèse de Paris, 1894.

[2] Chez un malade atteint d'anurie complète durant depuis quatre jours, et que nous avons vu opérer par notre maître, M. Rafin, la quantité de liquide retenue dans le bassinet et qui s'est brusquement évacuée aussitôt l'incision rénale faite, ne dépassait pas 50 grammes.

temps pour supprimer la cause de la rétention. L'expérimentation, d'ailleurs, est conforme à cette hypothèse. Si après quelques heures de rétention, on rétablit le cours de l'urine, après une polyurie passagère, l'urine reprend à peu près sa constitution normale. C'est bien là une preuve que les modifications de l'urine que nous avons signalées plus haut sont uniquement au début sous la dépendance des troubles circulatoires déterminés par l'augmentation de pression.

D'ailleurs, dans les anciennes *uronéphroses* on voit encore l'importance de cette pression : sans doute les lésions parenchymateuses qui se sont produites ne permettent plus au rein de sécréter une urine normale mais cependant cette pression étant supprimée d'une manière ou d'une autre, la sécrétion physiologique recommence et les urines recueillies présentent une composition qui diffère absolument du liquide existant, alors que l'hydro-néphrose était fermée. La fonction rénale se trouve donc comme en réserve et une expérience de Donnadieu [1] est d'ailleurs concluante à ce sujet.

Il prit un lapin et fit une ligature de l'uretère gauche, huit jours après il fait une néphrotomie gauche, il trouve un rein doublé de volume, celui-ci ne fonctionne pas du tout, le pansement est à peine mouillé. Sept jours après, ligature de l'uretère droit. Le rein gauche se met alors à fonctionner avec abondance après être pourtant resté sept jours sans sécréter de façon appréciable. Le lapin mourut quelques jours après, probablement de froid.

Cette expérience montre ce fait intéressant qu'après une

[1] Donnadieu, *loco citato*.

oblitération de sept jours le rein gauche cesse de fonctionner, il paraît donc physiologiquement perdu, mais le rein droit étant pris à son tour, le rein gauche reste seul chargé d'assurer l'opération urinaire et il reprend une fonction normale; il sécrétait 16 grammes d'urée par litre.

Pour connaître la valeur fonctionnelle du rein, l'examen du liquide hydronéphrotique ne suffit pas, il faut attendre pour se prononcer qu'on ait pu examiner le liquide sécrété par le rein lorsque la rétention a cessé depuis quelque temps.

URINES SEPTIQUES : UROPYONÉPHROSE

De même que dans l'*uronéphrose*, le rein peut reprendre ses fonctions : les rétentions complètes s'accompagnent d'une abolition à peu près complète de la fonction ; si l'obstacle vient à être levé, si l'on intervient par une néphrotomie, la glande se remet à sécréter, mais ici entrent en ligne de compte les lésions plus ou moins avancées du parenchyme; d'ailleurs les *uropyonéphroses* présentent une grande variété dans l'intensité de l'infection et l'on peut passer presque sans transition de l'une à l'autre, c'est pourquoi nous n'insisterons pas sur ces formes de transition, si l'on peut dire.

URINES PURULENTES : PYONÉPHROSE

On peut même constater ici une très grande variété, suivant le degré de lésion anatomique. Les rétentions complètes sont rares et, dans celles-ci, le rein ne sécrète plus d'urine. L'analyse du pus contenu dans ces *pyoné-phroses* ne révèle parfois point d'urée et, dans ces cas, l'on peut prévoir que le rein est définitivement perdu, mais la plupart du temps il persiste encore une portion minime de tissu néphrétique, et, l'obstacle à la sécrétion étant levé, on peut voir s'écouler une urine très diluée, contenant encore des principes extractifs en minime quantité. C'est que dans ces cas les lésions microscopiques ont plus d'importance que l'épaisseur du tissu conservé et les reins *pyonéphrosés* présentant encore une certaine épaisseur de tissu noble sécrètent beaucoup moins et comme quantité et comme qualité, que certaines poches excessivement minces de *rétentions aseptiques*.

RÉTENTIONS INCOMPLÈTES

Pour les rétentions incomplètes, c'est encore à la pression intra-rénale qu'il faut rapporter les troubles de la sécrétion. Dans ces cas, celle-ci n'est pas totalement entravée, on constate surtout une diminution de la teneur des principes extractifs. Ce sont les *rétentions incomplètes* qui provoquent ces énormes tumeurs qui en imposent souvent pour des kystes ovariques. Au début de la lésion, on constate simplement de la dilatation, et l'analyse de l'urine montre une différence à peine appréciable dans la tumeur, en urée, d'un côté par rapport à d'autres cas C'est ainsi que Guyon et Albarran[1] citent une malade présentant 20 grammes d'urée du côté sain et 15 du côté

---

[1] Guyon et Albarran, *Physiologie pathologique des rétentions rénales* (cité plus haut).

malade, différence peu considérable ; c'est que, comme le montrent les recherches de Strauss et Germont[1], le bouquet glomérulaire est simplement refoulé par l'accumulation du liquide sans présenter de traces d'inflammation ; le tissu conjonctif ne présente aucune altération.

Mais, plus tard, se produisent des désordres plus accentués sans que pourtant il n'y ait eu d'inflammation interstitielle ; le tissu conjonctif est tassé mécaniquement, les tubes diminuent de longueur et de largeur, quelques glomérules sont dilatés, d'autres, au contraire, sont ratatinés et diminués de volume.

Albarran[2] constate une activité modérée de tissu conjonctif et il dit : « Si nous devions en juger par nos expériences trop peu nombreuses, nous dirions volontiers qu'il ne s'agit pas que d'un simple processus de tassement conjonctif et qu'à côté il existe un certain degré de sclérose. »

Plus on reculera donc la levée de l'obstacle, plus le rein éprouvera de difficulté à recouvrer complètement sa fonction.

Dans les cas d'*uropyonéphroses incomplètes* on obtient le même résultat que dans les *rétentions complètes* qui ont été secondairement ouvertes.

Quant aux *pyonéphroses* incomplètes, il va de soi que ce sont encore les lésions mécaniques qui dominent la scène ; c'est ainsi qu'une poche rénale plus épaisse, mais purulente, donne une urine moins abondante, moins riche qu'une poche beaucoup plus mince, mais dans laquelle

---

[1] Strauss et Germont, *Archives de physiologie*, 1880.
[2] Albarran, *loco citato*.

l'infection n'a rien ajouté aux lésions purement mécaniques.

Après ce rapide exposé, il nous reste à passer en
revue les moyens que donne la clinique pour évaluer la
valeur du rein.

Il y a longtemps déjà que, pour trancher un diagnostic
hésitant entre un kyste ovarique et une poche hydronéphrotique, on a recours à l'*examen chimique* du contenu.
C'est de même l'*examen chimique* qui va nous fournir les
principales données nécessaires à résoudre notre pro-
blème. Sans doute l'urine recueillie par les mictions peut
déjà montrer que les reins fonctionnent mal si le rapport de l'urée est inférieur à la normale, mais dans ce
cas nous n'avons aucune indication nous permettant de
comparer la valeur fonctionnelle de chaque rein. D'ailleurs les chiffres de l'urée présentés par les différents
auteurs ne peuvent pas être considérés comme l'expression exacte de l'élimination de l'urée par l'organisme ;
cependant, comme le dit Posner[1], rien n'est plus variable que le taux de cette excrétion, il faudrait doser non
seulement l'urée de l'urine, mais celle qui est sécrétée
par l'intestin pour conclure avec certitude à l'insuffisance
urinaire.

C'est alors que doit intervenir le *cathétérisme de l'uré-
tère* permettant de recueillir séparément l'urine sécrétée
par chaque rein. L'examen *cystoscopique* seul pouvait,
comme dans le cas de Litten[2], induire en erreur.

[1] Posner, Discussion sur le cathétérisme de l'uretère *(Société
berlinoise de médecine*, 30 novembre à 7 décembre 1898).

[2] Litten, voir plus haut, au commencement du chapitre.

Nous verrons d'abord des différences considérables comme quantité, d'un rein par rapport à l'autre. En règle générale, le rein hydronéphrotique, que la rétention soit fermée complètement et secondairement ouverte qu'elle soit incomplète primitivement, sécrète une quantité d'urine moindre ; cependant parfois, c'est le rein malade qui secrète davantage comme ce malade opéré par Albarran[3] pour uropyonéphrose calculeuse et dont la poche réduite à une épaisseur de 2 à 3 millimètres sécrétait en vingt-quatre heures près de 1 litre d'urine. Cette sécrétion abondante est analogue à la polyurie des prostatiques qui, à l'autopsie, ne présentent plus que de minces couches de tissu rénal. Naturellement la *densité* sera en rapport direct avec la quantité de principes extractifs.

Considérons l'urée tout d'abord : Si l'on établit des courbes quotidiennes comme l'a fait Albarran[1], on remarque que la courbe de l'urée totale et celle de l'urée du rein sain sont absolument parallèles, quelles que soient les variations quotidiennes ; par contre la courbe donnée par le rein malade ne présente presque pas d'oscillations et celles-ci ne suivent que très approximativement les oscillations de la courbe générale. Dans le cas d'un malade suivi par Albarran[2], la quantité d'urée éliminée par le rein malade oscillait entre 2 et 7 grammes représentant à peu près le tiers de l'urée totale.

Pour les phosphates, la valeur physiologique est un peu moindre que pour l'urée, il en est de même pour la potasse. Ce sont les chlorures qui tiennent le haut de

---

[1] Albarran, *Physiologie pathologique des rétentions rénales.*
[2] Albarran, *ibid.*

l'échelle. Le rapport de chlorure du côté sain au côté malade étant en moyenne de 1,51.

Des recherches complémentaires ont été faites pour rechercher l'élimination de divers médicaments. Depuis longtemps déjà, on savait que l'élimination de certaines substances se trouve entravée quand le rein est malade. Hahn (1820), Rayer (1837), Corlieu (1856), de Beauvais (1858), avaient constaté ce fait pour certains principes odorants. En 1877, Chauvet dans le service de Bouchard montre le danger des médicaments actifs dans le cas de lésion rénale. Il devait donc venir à l'esprit de rechercher la quantité de substances médicamenteuses éliminée. pour constater si les reins étaient touchés et ensuite poussant plus loin l'expérience, de regarder dans lequel des deux reins l'élimination était la plus lente à se produire. Chauvet s'était servi de quinine, Mademoiselle Chopin en 1889, des salycilates; l'iodure de potassium fut ensuite essayé par Vincent 1883, puis par Deprez 1884, Lepine 1885, Lafay 1893 et Noé 1894.

Achard[1] et Castagne se servent de bleu de méthy-lène : MM. Guyon et Albarran[2] expérimentent de la même façon ; Bard[3] et Bonnet emploient l'iodure de potassium ; enfin Lépine[4] et Dreyfus[5] emploient le ro-saniline trisulfonate de soude.

[1] Achard et Castaigne, Diagnostic de la perméabilité rénale (*Société médicale des hôpitaux*, 30 avril 1897).

[2] Guyon et Albarran, *Physiologie pathologique*, etc.

[3] Bard et Bonnet, Perméabilité rénale (*Arch. gén. de méd,* mars 1898).

[4] Lépine, Sur la perméabilité rénale (*Lyon médical*, 20 février 1896).

[5] Dreyfus, *Lyon médical*, 8 mai 1898.

Quelle que soit la substance employée, on peut affirmer que les résultats sont analogues et l'on peut conclure avec les auteurs précités que les variations dans
la filtration des différentes. substances sont l'analogue
des variations que nous avons observées dans l'élimination des sels normaux de l'urine par le rein en rétention. C'est ainsi que Bazy[1] dans cinq cas de pyonéphrose a constaté que le bleu s'éliminait dans la première
heure et il conclut qu'un des reins devait être sain.
Les malades ont guéri, ce qui confirme ce diagnostic.
Dans un autre cas l'élimination de bleu s'étant faite
avec un retard considérable, il conclut que les deux
reins devaient être atteints, ce que vérifia du reste
l'autopsie qui montra une double pyélonéphrite.

MM. Schwartz et Imbert ayant cathétérisé un uretère et ayant ainsi recueilli séparément les urines des
deux côtés, remarquent une grande différence de la
perméabilité des deux reins : du côté malade rien ne
passa ; du côté sain le bleu apparut avec un léger retard,
ce qui fit admettre que le rein de ce côté présentait des
lésions de sclérose au début, hypothèse d'autant plus
plausible que l'urine provenant de ce côté renfermait
un peu d'albumine.

Les urines de chaque rein présentant une différence
assez sensible de composition, il paraissait rationnel
d'admettre que le coefficient urotoxique devait varier
dans des proportions identiques. C'est ce qu'ont du reste étudié Guyon et Albarran ; ils ont fait sur une malade trois

---

[1] Bazy, Diagnostic des lésions chirurgicales du rein par l'emploi du bleu de méthylène *(Revue de gynécologie,* 1898).

expériences et, pour que les conditions soient les mêmes,
ils ont filtré dans un cas, sur filtre Chamberland, dans
deux cas sur papier, pour écarter toute cause d'erreur
venant de l'action mécanique des globules de pus. Leurs
trois expériences ont concordé comme le montre le tableau suivant[1] que nous reproduisons d'après leur article.

	Poids de la pin	Quantité d'urine nécessaire pour provoquer la mort	Proportion par kilogramme de lapin	Propriété convul- sivante
1. Rein sain . . .	2350	90 cmc.	38 cmc	peu
Rein malade . .	2770	85 —	30 —	très
2. Rein sain . . .	2230	275 —	123 —	peu
Rein malade . .	2270	150 —	65 —	très
3. Rein sain . . .	2260	70 —	30 —	peu
Rein malade . .	2790	60 —	21 —	très

Ainsi les urines du côté malade ont été constamment
plus toxiques que du côté sain : sans tirer de conclusion
générale de ces expériences qui sont trop peu nombreuses,
il semble qu'on soit en droit d'affirmer que la valeur fonctionnelle du rein est inversement proportionnelle au coefficient uro-toxique de l'urine éliminée.

Dernièrement enfin pour explorer la fonction rénale
MM. Albarran, Léon Bernard et Bousquet[2] se sont adres-
sés à la cryoscopie, voici les conclusions auxquelles les
auteurs se sont arrêtés.

[1] Tableau emprunté au travail de Guyon et Albarran *(Physiologie pathologique des rétentions rénales)*.

[2] *De la cryoscopie appliquée à l'exploration de la fonction
rénale* (Communication à la 4° session de l'Association française
d'urologie, 19 à 20 octobre 1899, Paris).

Les lésions de parenchyme rénal exercent une influence sur la concentration moléculaire de l'urine.

2° L'abaissement du point de congélation de l'urine est en rapport avec le degré de lésion du rein.

3° La méthode *cryoscopique* peut donc servir à apprécier la valeur excrétrice du rein. Dans les affections unilatérales des reins, l'association à cette méthode du *cathétérisme* uretéral est indispensable, le mélange de deux urines ne traduisant pas l'anomalie *cryoscopique* de l'urine du côté malade.

4° Cette méthode présente sur les procédés actuellemen connus pour l'exploration de la poche rénale des avantages incontestables, d'une précision scientifique certaine, d'une commodité pratique suffisante ; elle donne la valeur de l'élimination rénale, non plus par le dosage de tel ou tel corps (analyse chimique) ou par l'étude de passage d'une substance introduite expérimentalement dans l'organisme (poids de bleu) ou par la recherche indirecte des effets physiologique de l'injection de l'urine chez un animal (toxicité urinaire) mais bien par l'évaluation de la quantité de molécules éliminés, indépendamment du poids de ces molécules.

Comme conclusions de ce chapitre nous dirons donc :

1° Le tiers ou le quart de tissu rénal total est suffisant et nécessaire pour assurer l'épuration urinaire indispensable à la vie.

2° Dans les *uronéphroses aseptiques* le tissu rénal conserve pendant longtemps sa fonction et peut la récupérer en totalité ou en partie mais après un long arrêt.

3° Transition insensible des *uropyonéphroses* aux *pyonéphroses* qui perdent leurs fonctions au fur et à mesure que les lésions parenchymateuses augmentent d'intensité.

4° La valeur fonctionnelle du rein malade, sa valeur comparée doit toujours être recherchée et la clinique met à notre disposition un grand nombre de procédés pour l'évaluer.

CHAPITRE III

Traitement des rétentions rénales. — Néphrectomie, ponctions, massage, cathétérisme des uretères, ligature du pédicule vasculaire.— Néphroraphie.— Néphrotomie et néphrostomie. — Retournement de la poche. — Uretérolysorthose. — Uretéro-pyélonéostomie.

L'idéal du traitement de l'hydronéphrose, a dit Legueu[1], serait le traitement causal : enlever la cause, supprimer l'obstacle, permettre aux reins de se vider et de revenir sur eux-mêmes. Nous avons vu, dans le chapitre précédent, en nous appuyant sur les expériences de Tuffier[2], d'Albarran[3], de Donnadieu[4], de Navarro[5], que le rein atteint de rétention peut conserver assez de propriétés pour assurer un fonctionnement ultérieur, si l'obstacle vient à être supprimé, ce n'est donc pas un organe inutile que l'on puisse sacrifier de propos délibéré.

Après la première néphrectomie faite par Simon de Heidelberg, opération que Rayer[6] avait considérée comme

---

[1] Legueu, *loco citato.*
[2] Tuffier, *loco citato.*
[3] Albarran, *loco citato.*
[4] Donnadieu, *loco citato.*
[5] Navarro, *loco citato.*
[6] Rayer, *Maladie des reins,* 1841.

une folie et que tous les chirurgiens condamnaient, il y eut un revirement soudain et cette opération fut pratiquée un nombre considérable de fois. Avec les moyens aseptiques actuels, c'est du reste, une opération propre, complète: en peu de temps la plaie se referme, le malade présente à peine une légère cicatrice. On a eu des femmes qui, néphrectomisées, ont pu mener à bien une ou plusieurs grossesses. Cependant, l'opération est grave ; sans doute, nous n'en sommes plus aux statistiques de Brodeur[1] qui accusait 43 pour 100 de mortalité, de grossesse avec 44 pour 100; Tuffier[2] donne pourtant 13 pour 100 et Vernet[3] 12 pour 100 et Arnould[4] 8 pour 100. Cette gravité est du eau choc opératoire et surtout aux lésions plus ou moins avancées du rein du côté opposé.

Sans doute, chez un sujet normal, l'ablation du rein est admirablement supportée, nous avons vu, avec Tuffier, qu'il suffisait du tiers, même du quart de la totalité de la substance rénale, pour assurer la fonction ; mais qu'arrivera-t-il chez un sujet dont les deux reins sont lésés, ne risquera-t-on pas de les mettre, suivant l'expression de M. Guyon, en état d'équilibre instable, d'insuffisance rénale. Enfin, il faut se rappeler que la néphrectomie a contre elle l'absence congénitale ou physiologique totale du rein opposé ; nous n'en voulons pour preuve que les deux cas cités au commencement de notre travail. On peut en trouver d'autres dans la littérature médicale. Ainsi les

[1] Brodeur, thèse de Paris, 1886.
[2] Tuffier, *Semaine médicale*, 16 décembre 1889.
[3] Vernet, thèse de Lyon, 1892.
[4] Arnould, thèse de Paris, 1891.

indications de la néphrectomie primitive se restreignent
et nous pouvons dire que l'on ne sera autorisé à la faire
que dans les cas suivants :

Rétention aseptique. — S'il est démontré que la poche
rénale n'a plus une réelle valeur physiologique lorsque,
l'autre rein étant sain, il est impossible de rétablir le cours
de l'urine par l'uretère.

Rétention septique. — Si le rein n'est plus du tout
capable de fonctionner de manière utile, ou si le drainage
en est rendu impossible par les anfractuosités qu'il présente ; si le rein opposé fonctionne suffisamment ; si enfin
l'état général du malade lui permet de supporter le choc
opératoire.

PONCTION

La ponction a été surtout employée comme moyen de
diagnostic quand il y avait hésitation entre *uronéphrose* et
kyste ovarien, mais elle a été employée aussi dans un but
curatif. On peut lui compter quelques succès dans les *uronéphroses* ou les *pseudo-uronéphroses* traumatiques.
Dans les *rétentions aseptiques* où elle a été suivie de
guérison, elle a pu agir de deux façons différentes : ou
bien il s'agissait d'une poche uronéphrotique très ancienne
à tissu rénal complètement perdu au point de vue physiologique, et alors elle n'a plus qu'une valeur bien relative,
ou bien la ponction agit en vidant la poche et en l'empê-
chant de presser sur l'uretère (c'est ce qui se passe dans
les rétentions vésicales subites, qui sont guéries à la suite
d'un seul cathétérisme). Aussi, dans ces cas, la ponction ne
se montre pas supérieure au *cathétérisme* uretéral ; sans

doute elle est plus facile à exécuter, ne nécessite pas une
instrumentation délicate mais elle est passible de certains
reproches. S'agit-il d'une rétention *aseptique*, si l'on ne
prend les précautions nécessaires, on risque de l'infecter ;
d'autre part, on peut blesser un organe important : le foie,
l'intestin ; enfin, dans les cas de rétention *septique*, la
poche en se rétractant peut ensuite laisser couler son contenu purulent dans la cavité péritonéale : c'est surtout le
danger de la ponction antérieure.

Mais la ponction n'est pas seulement évacuatrice. En
1880, Wœlle[1] a publié une observation de pyonéphrose
intermittente qu'il traite par la ponction et les lavages
antiseptiques à l'aide d'une sonde à demeure, mais une
fois la sonde s'échappa et il dut faire la néphrotomie.

Simon[2] imagine aussi une sonde spéciale à courbure
très prononcée et présentant un orifice sur sa convexité ;
la sonde était placée de façon à ce que les deux extrémités
sortant à quelque distance l'une de l'autre laissent par
conséquent un espace assez large entre elles deux maintenant ainsi la poche au contact de la paroi.

Dans les cas de rétention *septique*, nous donnons la pré-
férence à la néphrotomie, étant donnée sa bénignité relative et l'amélioration immédiate qu'elle procure.

Aussi la ponction ne doit-elle être conservée que
comme moyen de diagnostic.

---

[1] Wœlle, *Corresp. f. Schweiz. Aertze*, 1880.
[2] Simon, *Chirurgie der Nieren.*

MASSAGE

Le massage a été préconisé, mais il s'adresse plutôt à la
ptose rénale qu'à l'état hydronéphrotique. Il ne peut donc
agir que lorsque les coudures dues à la néphroptose ne
sont pas fixées par des adhérences, et c'est un véritable
massage que se faisait cette malade qui se plaçait en position génupectorale quand elle sentait son rein se tuméfier.
Dans un cas cité par Pasteau[1], la sonde uretérale se trouvait arrêtée à une coudure ; en repoussant le rein à sa
place normale, l'uretère redevint perméable et le cathétérisme put se terminer heureusement. Nous n'insisterons pas non plus sur les différents appareils contentifs qui
ne sont que des moyens palliatifs en attendant un traitement rationnel.

CATHÉTÉRISME DES URETÈRES

Jusqu'à ces dernières années, le cathétérisme des ure-
téres n'avait jamais été employé que comme moyen
diagnostic permettant de recueillir séparément l'urine
excrétée par chacun des reins et de s'assurer d'une façon
positive de la nature de la sécrétion d'un rein malade, de
l'intégrité de son congénère, de la bilatéralité des lésions.
Bozeman est le premier qui ait tenté de traiter l'affection
du rein par des lavages du bassinet. Nous n'avons pas à
entrer dans l'historique du cathétérisme de l'uretère si

---

[1] Pasteau, Etude sur 140 cas de cathétérisme cystoscopiques
des uretères. Technique ; indication *(Association française
d'Urologie,* 1897).

bien étudié dans la thèse d'Imbert de Montpellier, nous dirons que ce n'est que depuis les présentations de Nitze (66e réunion de naturalistes allemands, 1894 ; *Diagnostiches Lexicon*, 1894 ; *Centralblatt fur Chirurgie*, 1895 ; de Casper, *Société de médecine*, Berlin, 9 janvier 1895, et enfin d'Albarran, 1897 *(Revue de chirurgie)*, que l'on a appliqué le cathétérisme de l'uretère au traitement des rétentions rénales. Le cathétérisme peut agir en effet de diverses manières : il vide la rétention, il permet de laver le bassinet, il dilate l'uretère.

Pawlick[1] a obtenu diverses guérisons : dans un cas, le malade avait une hydronéphrose due probablement à une flexion de l'uretère. A la première tentative, on évacua une quantité assez considérable d'urines troubles et le rein revint à son volume normal ; quinze jours plus tard, les douleurs reparurent et le sondage produisit les mêmes effets, mais la quantité d'urine évacuée fut beaucoup moindre. Par suite, le malade vint se soumettre au même traitement plus de trente fois, les crises douloureuses devinrent de plus en plus rares et de plus en plus faibles grâce à l'emploi d'un bandage.

Dans la thèse d'Imbert[2] est relatée une observation recueillie dans le service de M. Schwartz et qui fut présentée à la Société de chirurgie le 2 juin 1897. Une volumineuse hydronéphrose fut cathétérisée et évacuée sans la moindre difficulté : « La sonde laissée en place plusieurs jours permet de faire des lavages de la poche au nitrate d'argent dans le but d'en amener la rétraction.

[1] Pawlick, Archives de Langenbeck *(W. med. Presse,* 1886).
[2] Imbert, thèse de Montpellier, 1898.

Le malade fut si complètement guéri qu'il se refusa à la continuation du traitement. Je l'ai revu plusieurs mois après et j'ai pu constater que la guérison s'était parfaitement maintenue; le rein n'était plus appréciable et les urines étaient complétement claires. Malheureusement, il se refusa complètement à une exploration par la sonde, dont il ne ressentait pas du tout l'utilité, et je ne puis dire avec exactitude à quelles proportions était réduite la poche rénale.

« Je livre cette observation sans commentaires. Je pense en effet que ce cas doit être rattaché à ceux dans lesquels une simple ponction a guéri une hydronéphrose. Il me semble pourtant qu'il y aurait peut-être là une ressource utilisable quelquefois et que l'on doit en tout cas étudier. »

Indépendamment du diagnostic de rétrécissement, le cathétérisme peut aussi en effectuer le traitement; c'est ainsi qu'Albarran[1] put dilater un uretère et obtenir une notable amélioration.

Kelly[2], combinant les lavages aux dilatations, put aussi améliorer considérablement une malade. En somme, le *cathétérisme* uretéral paraît être indiqué dans le traitement des rétentions rénales septiques ou aseptiques. « Que l'on emploie le cathétérisme répété avec lavages ou la sonde à demeure : pratiqué avec un bon instrument, il devient assez rapidement aux mains de tous une opé-

---

[1] Alharran, *Revue de Gynécologie*, de Pazi, 1899, observation XII de la thèse d'Imbert.

[2] Kelly, *J. Hopkins hops. Bull.*, 1895, p. 19, observation XLVII de la thèse d'Imbert,

ration facile ; fait avec précaution, il n'est pas dangereux[1] ».

NÉPHRORAPHIE

La néphroraphie est une conquête de la chirurgie, conquête toute récente, pratiquée d'abord par Hahn de Berlin ; elle remplace le plus souvent la néphrectomie qui était autrefois le mode de traitement exclusif du rein flottant. Guyon est le premier qui ait appliqué cette opération au traitement de la rétention rénale. Depuis, divers opérateurs l'ont suivi dans cette voie, mais il est bon de dire que la néphroraphie ne peut agir que lorsque la coudure uretérale n'est pas fixée.

Tuffier[2] cite un cas dans lequel il trouva un uretère nettement coudé et fluxueux, replié en S à 5 centimètres au-dessous du bassinet : il fallait une forte pression pour faire cheminer le liquide dans la poche ; dans ce cas, il fit la néphrectomie d'emblée, il était évident que la néphropexie eût été insuffisante. Nous montrerons dans l'exposition de notre cas personnel, qui est assez semblable à celui-ci, quelle intervention plus rationnelle a suivie notre maître, M. Rafin, dans le but de conserver le rein.

Tuffier cite une guérison dans un cas de pyonéphrose intermittente. Albarran[3] recommande le procédé qu'il suit

---

[1] Pasteau, *loco citato*.

[2] Tuffier, *Uropyonéphrose intermittente avec rétention complète. Coudure de l'uretère. Néphrectomie primitive ou résection de l'uretère au-dessous de la coudure* (Querzon, communication au Congrès de chirurgie, 1893).

[3] Albarran, *Traité de chirurgie*, Dilbert, Le Dentu.

ordinairement : il place une sonde dans l'uretère et peut,
une fois arrivé sur le rein, explorer facilement l'uretère : s'il constate que l'uretère s'ouvre dans la partie la
plus déclive du bassinet, il pratique la néphroraphie dont
le succès thérapeutique est certain. La fixation du rein est
une opération bénigne ; la mortalité, telle qu'elle résulte
des diverses statistiques, ne dépasse pas 4 pour 100. On peut
donc la mettre dans le nombre des interventions conservatrices, mais seule elle ne présente pas une valeur suffisante et mérite d'être complétée par le cathétérisme, soit
cystocopique, soit rétrograde, après néphrotomie.

NÉPHROTOMIE

La néphrotomie est une bonne opération et vaut mieux
que la pyélotomie, pour enlever par exemple un calcul,
cause de la rétention : c'est qu'en effet la cicatrisation du
tissu rénal se fait plus facilement que celle du bassinet;
de même pour faire le cathétérisme rétrograde. Aussi la
néphrostomie sera-t-elle employée simultanément avec la
néphropexie, seulement elle présente un danger : l'infection. La malade qui a été l'occasion de notre thèse par
exemple était porteur primitivement d'une *uronéphrose*
qui est devenue *uropyonéphrose* à la suite de la néphrostomie qui lui fut pratiquée.

La néphrostomie, elle aussi, se trouve toujours alliée à la
néphropexie, par ce fait que l'on suture les lèvres du rein
ouvert à la paroi lombaire, excellent moyen pour une
hydronéphrose qui put conduire M. Jaboulay à obtenir de
cette façon une guérison sans fistule chez un sujet d'une
trentaine d'années, qui souffrait atrocement de crises

répétées de rétention [1]. En néphropexiant ainsi le rein, il déroulait la coudure de l'uretère, laquelle se trouvait encore mobile.

La néphrotomie reste indiquée lorsqu'il est impossible de rétablir le cours des urines : 1° Si, l'autre rein étant détruit, il est indispensable de conserver ce que la rétention a épargné de parenchyme sécréteur ; 2° lorsque la lésion est double ; 3° lorsqu'on n'a pu se rendre compte de l'état de l'autre rein, lorsque des conditions particulières s'opposent à ce que l'obstacle au cours de l'urine soit levé immédiatement, si toutefois l'espoir est légitime de réussir dans une intervention ultérieure.

Mais la néphrotomie donne encore pour Tuffier [2] 18 pour 100 de mortalité ; d'autre part, elle laisse 66 pour 100 de fistules. Vernet [3] lui concède bien une mortalité moindre que dans la néphrectomie, mais les fistules qui en sont la conséquence sont souvent la cause d'une néphrectomie secondaire.

Entre la néphrotomie avec son clapier vite infecté, et la néphrectomie avec sa gravité et ses difficultés, M. Jaboulay [4] a imaginé un procédé nouveau : le retournement de la poche.

Femme âgée de cinquante-sept ans, atteinte d'une

---

[1] Jaboulay, Observation inédite, malade opérée en octobre 1899 ; notre dernière observation, si l'on tient compte de la critiqne formulée à la fin, est semblable à celle de M. Jaboulay.

[2] Tuffier, *loco citato*.

[3] Vernet, *loco citato*.

[4] Jaboulay, Traitement de l'hydronéphrose par le retournement de la poche à l'extérieur, par G. Gayet, *(Lyon médical*, 18 avril 1897 et 19 décembre 1899).

hydronéphrose ancienne, consécutive à un rein mobile, primitivement ouverte, et secondairement fermée. Une fois la poche incisée, il en saisit le fond qu'il attira à l'extérieur comme on retourne une poche d'habit; il laissa les choses ainsi et mit par-dessus un pansement antiseptique, pas de température, suites simples, la poche qui formait un champignon rouge vif s'est atrophiée peu à peu. Cette opération, très simple et très rapide, ne présente aucune chance d'infection, le schock est minimum, le cathétérisme rétrograde devient ensuite d'une grande facilité.

Mais à côté de cela, cicatrisation longue. Au bout de cinq mois, il existait encore un petit orifice; enfin, cette opération n'est que partiellement conservatrice. En effet, en retournant la poche, la cavité du bassinet est supprimée; en extériorisant les papilles, on voit survenir petit à petit la sclérose de la poche et du rein; en somme, le résultat est analogue à la néphrectomie au point de vue physiologique, mais la suppression est lente ; le rein du côté opposé pourra subir l'hypertrophie compensatrice et le schock aura été réduit au minimum.

Les indications de cette opération doivent se restreindre aux poches volumineuses venant prendre contact avec la paroi abdominale antérieure avec intégrité de l'autre rein. Il nous faut citer aussi la ligature du pédicule vasculaire; se basant sur des expériences d'Hermann, Nicolaï[1] a tenté sur le chien, sur lequel il avait produit une hydronéphrose, la ligature des vaisseaux du rein. Il obtint l'atrophie de la poche; il propose cette opération chez l'homme. Cette opération comme celle de Jaboulay est

[1] Nicolaï, thèse de Privat Docent, Kiel, 1896.

moins grave que la néphrectomie primitive, mais elle tend au même but, un peu plus éloigné simplement, la suppression de la glande.

Il nous a semblé intéressant de passer en revue les différents procédés énumérés ci-dessus avant de présenter les opérations nouvelles qui sont le motif même de notre thèse. Jusqu'ici nous avons fait de la chirurgie conservatrice sans faire d'autoplastie ou d'opération permettant de rétablir le cours de l'urine par les voies naturelles ; nous allons maintenant résumer toutes les opérations que nous avons pu trouver se rapportant à notre sujet.

Ces opérations ont été faites soit pour *hydronéphroses*, soit pour *pyonéphroses* par Trendelenburg, puis par Kuster, Veller Van Hoockt, Fenger, Bardenheuer, Helferich, Israël, Guerster, Bazy, Albarran, Delbet, Rafin.

Le nom d'uretéro-pyélostomie, d'urépyélonéostomie a été employé pour désigner des opérations assez différentes faites par divers auteurs. Nous croyons qu'il est bon de les classer de la façon suivante en leur donnant un nom plus en rapport, et avec les causes de la rétention et le procédé opératoire employé. (Nous nous guidons d'ailleurs sur la division qu'indique M. Albarran en la complétant.)

Nous les classons donc en :

1° *Uretérolysorthose* (observation personnelle) ;

2° Section de l'éperon pyélorénal (amélioration de l'orifice pyélorénal) ;

3° Capitonnage de la poche ;

4° Uretérotomie et uretéroplastie ;

5° Anastomose latérale de l'uretère ;

6° Transplantation de l'uretère sectionné ;

7° Résection orthopédique du rein.

1° URETÉROLYSORTHOSE [1]

Femme de trente-deux ans, souffre de crise d'hydroné-phrose du côté gauche. On lui a fait successivement une néphropexie droite, une néphropexie gauche, puis une néphrotomie gauche à la suite de laquelle ses urines deviennent purulentes ; quand elle vient à l'hôpital Saint-Joseph, le diagnostic fut fait de *pyonéphrose* intermittente gauche. On décida de tenter une autoplasie; il était de toute nécessité de conserver le rein, on ne pouvait connaître la valeur physiologique du rein du côté opposé à cause de l'impossibilité qu'on eut de faire le cathétérisme qui aurait pu permettre le diagnostic causal.

Le rein fut abordé par une incision en L, on constata que l'uretère s'insérait à l'extrémité inférieure du bassinet dilaté, mais présentait au-dessous de cette incision des flectuosités nombreuses que rendaient fixes des tractus de tissu cellulo-fibreux; le bassinet qui était moyennement dilaté ne put être vidé, même avec une pression assez énergique.

On se trouvait en présence d'un cas analogue à celui de Tuffier[2] que nous avons cité plus haut et pour lequel cet auteur fit une néphrectomie. On comprenait pourquoi la néphropexie, puis la néphrotomie n'avaient pu guérir complètement la malade.

[1] Le mot que nous donnons ici a été forgé pour expliquer sous une forme concise l'opération nouvelle pratiquée par M. Rafin : il veut dire libération et redressement de l'uretère, il vient de : il vient de : οὐρητήρ, uretère ; λύσις, libération ; ἐπανόρθωσις, redressement ; ce qui donne : *ureterolysepanorthore* ou plus simplement *ureterolysorthose*.

[2] Tuffier, voir plus haut.

Que fallait-il faire? La néphrectomie fut éliminée d'emblée. Mais fallait-il faire une anastomose uretérale, fallait-il ouvrir le bassinet pour explorer l'orifice uretéral avec le doigt ou faire le cathétérisme rétrograde?

Sans doute l'opération eût été plus complète ainsi, mais lorsque, après avoir libéré soigneusement l'uretère en disséquant les tractus fibreux qui l'enserraient, on eut constaté qu'en attirant le rein en haut on vidait très facilement le bassinet, on pensa qu'il n'existait aucune valvule ou rétrécissement appréciable et que, par suite, il n'était pas utile d'ouvrir le rein. D'ailleurs, en s'en tenant à ce dernier parti, l'opération était bien moins grave, on ne risquait pas l'infection du champ opératoire en ouvrant un clapier purulent ; et d'autre part chez une malade à mauvais état général, il n'était pas indifférent d'éviter une opération trop longue dont le schok eût pu être dangereux. D'ailleurs, était-on sûr de reconstituer un uretère de qualité meilleure que celui existant. Il fut donc décidé de se contenter de la libération simple et de la néphropexie. Il n'y a pas lieu de regretter cette façon de procéder.

Depuis l'opération, qui date de dix mois, la malade a repris un état général satisfaisant, jamais on n'a constaté de rétention, et ses urines qui étaient troubles auparavant sont actuellement limpides ; la fréquence des mictions qui l'incommodait au point de lui enlever tout repos a considérablement diminué. Elle souffre cependant parfois de douleurs dans la région des reins ; mais, *fait essentiel,* malgré des examens minutieux et multiples, on n'a jamais constaté d'augmentation du volume de rein, tandis que, avant l'opération, la rétention et l'augmentation de volume de l'organe avaient été maintes fois constatées. Enfin,

malgré une entérite ancienne, l'état général s'est amélioré.

2° SECTION DE L'ÉPERON PYÉLORÉNAL. — AMÉLIORATION DE L'ORIFICE URETÉRAL

Dans plusieurs cas les chirurgiens trouvaient l'uretère
faisant un coude aigu avec le bassinet, s'insérant par
conséquent non plus à son extrémité inférieure, mais plus
ou moins haut au-dessus de son bas fonds. La méthode
qui fut le plus souvent employée fut la section de l'éperon
ainsi formé et la suture des lèvres de l'uretère à celles du
bassinet.

Trendelenburg[1] a fait quelque chose d'analogue ;
il trouva l'uretère accolé pour ainsi dire à la paroi
antérieure du bassinet ; il sectionna cette valvule dans
toute sa hauteur et put, en suturant uretère et bassinet,
réaliser une nouvelle ouverture uretérale au point déclive;
son malade mourut d'une cause indépendante de l'autoplastie.

Bardenheuer[2] fait une opération analogue. Il s'agissait
d'une femme de quarante-cinq ans, présentant une volumineuse hydronéphrose droite. Pendant l'opération, il
trouve l'uretère cheminant sur la paroi sur une longueur
de près de 5 centimètres; il sectionne alors le repli
formé jusqu'à la partie la plus inférieure du sac et suture

---

[1] Trendelenburg, 1888, observation relatée dans *Sammlung
klinischer Vorträge*, n° 355, p. 3378, 1890.

[2] Bardenheuer, article de Cramer dans *Centralblatt für Chirurgie*, XXI, 1894.

lèvre à lèvre l'uretère et le bassinet et draina. Quelques jours après, il tenta de fermer la fistule lombaire consécutive ; au bout de quelque temps, la plaie opératoire est fermée ; la malade ne souffre plus, mais elle conserve une petite fistule.

Fenger[1]. Stricture valvulaire.

Femme atteinte de crises d'hydronéphrose depuis huit ans. Pendant l'opération, on recherche inutilement des calculs. On fit une pyélotomie pour rechercher l'embouchure de l'ruretère que l'on trouva sur la paroi postéro-inférieure de la paroi interne. On fit un cathétérisme rétrograde qui montra que l'uretère était rétréci : ce qu'il y avait d'intéressant, c'est qu'à l'entrée de l'uretère se trouvait une sorte de valvule qui expliquait bien, par sa situation, la cause de la rétention. On sectionna cette valvule et on sutura les lèvres de façon à rendre l'orifice circulaire ; une bougie n° 11 fut alors placée dans l'uretère, on ferma à moitié et l'on draina ; le deuxième jour, on enleva la sonde uretérale. Au bout de peu de temps, guérison parfaite, sans fistule.

Gerster[2] a fait une opération assez spéciale chez un enfant de neuf ans portant une hydronéphrose volumineuse. Il constata après néphrotomie que l'uretère prenait naissance au-dessus du bas-fonds pyélique, au milieu d'une sorte de mamelon ressemblant à un bout de sein constitué par un repli muqueux ; au milieu de ce mamelon, l'uretère

[1] Fenger, *The journal of the Amrican Association*, XXII, n° 10, 1894.

[2] Gerster, *New-Yorker mediçinisch. Monatschrift*, IX, n° 4, 1897.

présentait un rétrécissement assez accusé à travers lequel fut passé un cathéter.

Le malade faiblissant, on fit un pansement renvoyant à quelques jours l'opération autoplastique projetée. A la seconde intervention, on sectionna le rétrécissement en trois points, on fit des sutures à la soie fine, perpendiculairement à la ligne de section, une partie de la muqueuse fut alors excisée au-dessous, de façon à rendre l'embouchure urétérale infundibuliforme. Un cathéter en gomme fut placé et laissé trois jours. Une dizaine de jours après l'opération les urines passent dans la vessie, le malade se remonte à vue d'œil, mais il conserve une fistule qui se ferme au bout de quelques mois. Seize mois après la fistule se rouvrit, une nouvelle intervention lui fut proposée.

Israël [1] opéra un enfant de onze ans dans les conditions suivantes : rein augmenté de volume, bassinet dilaté comme une petite pomme, cette dilatation est telle que la paroi postérieure bombe plus que l'antérieure ; de plus, l'uretère est fixé par des adhérences au-dessus du fonds. Après incision du bassinet, on trouve une véritable valvule que l'on sectionne en deux d'un coup de ciseau, suture de la muqueuse urétérale à la muqueuse pyélique, drain; de cette façon, l'orifice urétéral était reporté au point déclive, Guérison.

3° PYÉLOPLICATION OU CAPITONNAGE DE LA POCHE

Dans un cas, se souvenant de la gastroplication que l'on essaya dans les dilatations d'estomac, Israël [2] a tenté

---

[1] Israel, *Deutsche med. Wochenschrift*, 1896.
[2] Israel, *Deutsche med. Wochenschrift*, 1896.

de diminuer le volume de la poche par une opération analogue : il s'agissait d'une femme de trente-neuf ans qui se
plaignait de vives douleurs dans la région rénale
gauche. Dans ce cas l'uretère, débouchant au-dessus du
fond du bassinet presque sur sa partie latérale, allait de
bas en haut avant de devenir vertical de haut en bas.
Israël, après avoir fait une incision exploratrice pour voir
s'il existait une valvule ou un calcul, par des sutures
appropriées, put plisser les parois du bassinet. Pour éviter
toute récidive de coudure de l'uretère, il termine son opération par une néphropexie en suspendant le rein à la
douzième côte par des sutures au catgut traversant le
parenchyme.

Dans un cas d'hydronéphrose calculeuse droite, Albarran [1] après néphrotomie enleva un calcul en forme d'Y,
l'uretère présentait un rétrécissement au niveau de son
embouchure dans le bassinet. Pour diminuer les poches
supérieures et inférieures, il fit sur elles des plicatures à
l'aide de sutures au catgut. Ce capitonnage détermine une
rétraction considérable de la poche hydronéphrosée.

4° URETÉROTOMIE, URETÉROPLASTIE

Avec Fenger [2] de Chicago nous trouvons un nouveau
genre d'opération. Songeant à la pyloroplastie dans les
rétrécissements pyloriques il a essayé dans un cas une
opération analogue. Bardenheuer a fait une opération
semblable. Enfin, pour une stricture de l'extrémité supé-

---

[1] Albarran, *Mémoire et présentation de malade*, juillet 1898.
[2] Fenger, *loco cilato*.

rieure de l'uretère,Fenger a fait une intervention originale d'uretéro-anastomose sans excision du point rétréci.

Le malade de Fenger était un homme âgé de quarante-sept ans, souffrant depuis quatre ans d'une *pyonéphrose* intermittente.

La néphrostomie ne montra pas de calculs, l'uretère se trouvait sur un demi-pouce noyé dans du tissu cicatriciel. On constata un rétrécissement de 1 centimètre de long. Au-dessous, l'uretère est encore rétréci ; l'uretère fut sectionné longitudinalement sur toute la longueur du rétrécissement et,en le repliant pour la suture à la paroi du bassinet,on put reconstituer un orifice uretéral au point déclive.

Le troisième jour après l'intervention, l'uretère était perméable. Guérison complète.

Bardenheuer[1], à peu près à la même époque, chez une femme de trente-deux ans atteinte d'hydronéphrose par rein mobile, trouva l'uretère faisant un angle aigu avec le bassinet et s'insérant à peu près au milieu de sa hauteur. Comme dans la pyloroplastie de Heinecke Mickulicz, il fit une section contournant l'angle uretéro-pyélique et écartant alors l'un de l'autre l'uretère et le bassinet, sutura les deux lèvres de la plaie en donnant à la suture, une direction perpendiculaire à l'incision. La figure, d'ailleurs, l'indique parfaitement.

Quelques années plus tard, Fenger[2] opéra un autre

[1] Bardenheuer, rapporté par Cramer *(Centralblatt für Chirurgie,* n° 21, p. 585. 1897)

[2] Fenger, Observation résumée dans les *Annales des maladies des organes génito-urinaires* de 1898. Je n'ai pu recevoir l'originale en temps utile.

rétrécissement de l'uretère, d'après les mêmes procédés.

Femme de trente-deux ans, atteinte de rein mobile, probablement d'origine traumatique. Pyonéphrose consécutive. A l'opération, pas de calculs dans le bassinet, mais à 5 centimètres au-dessous du hile, grosse masse nodulaire ; dans l'uretère quelques calculs au-dessus du rétrécissement. On fit sur la sonde cannelée une incision longitudinale de la structure, une bougie peut alors passer dans la vessie. Suture de l'uretère, par plicature, comme dans la pyloroplastie. La malade se porte bien après l'intervention.

5° ANASTOMOSE LATÉRALE DE LA POCHE

Enderlen[1] rapporte une opération pratiquée par Helferich chez une femme de vingt-cinq ans atteinte d'hydronéphrose gauche intermittente ; l'uretère perméable à une fine bougie fut incisé longitudinalement et suturé au bassinet. La malade mourut deux jours après. A l'autopsie, résultats opératoires satisfaisants.

Delbet[2], plus récemment, communiqua l'observation d'une femme de trente-trois ans qui, depuis dix-huit ans souffrait de crises de rétention du côté gauche.

Pendant l'opération, pas de calculs, l'uretère fut trouvé difficilement, il s'insérait sur la paroi postérieure et il présentait un rétrécissement très sérré. On fendit ce rétrécissement dans le sens longitudinal et l'on pratiqua une ure-

---

[1] Enderlen relate observation d'Helferich *(Deutsche Zeitschrift für Chirurgie*, 1896).

[2] Delbet, *Académie de médecine*, 24 decembre 1898.

téro-pyélonéostomie qui transforma l'orifice uretéral en une fente, longue de 1 centimètre. Guérison.

Albarran[1] opéra à nouveau, cette malade à laquelle il avait fait un capitonnage de la poche, il voulait remédier à l'insertion vicieuse et au rétrécissement de l'uretère, il incisa ce conduit et sutura les lèvres au point déclive de la poche rénale. La malade est guérie et le cathétérisme uretéral montre chez elle que la poche qui, autrefois, contenait 400 grammes de liquide, n'en contient plus que 8 grammes.

6° TRANSPLANTATION DE L'URETÈRE SECTIONNÉ

C'est Kuster[2] qui, le premier, essaye une transplantation d'uretère dans le bassinet, c'est-à-dire la véritable uretéro-pyélonéostomie.

Chez un enfant de treize ans, il entreprit la cure radicale d'une fistule consécutive à une néphrotomie qu'avait faite Braun. Le rein opposé faisait défaut : pour guérir l'enfant d'une infirmité gênante, on ne pouvait donc songer à une néphrectomie. Après avoir mis à nu l'uretère, il constata un rétrécissement absolument infranchissable, il le réséqua : puis, fendant sur une longueur de 1 cm. 50 l'uretère, il en sutura les lèvres aux parois du bassinet, formant ainsi un orifice infundibuliforme au point déclive. Quatre mois après l'intervention, on avait une guérison complète.

---

[1] Albarran, *loco citato*.

[2] Küster, *Verhandlung der deutsche Gesellschaft für Chirurgie*, XXI⁰ séance, 1892.

Veller van Hoock[1] fut moins heureux dans une opération de ce genre, qu'il fit pour une pyonéphrose post-typhique, il parvint facilement à faire une implantation de l'uretère comme Küster, mais il constata plus bas un rétrécissement infranchissable et il dut faire une néphrectomie.

Bardenheuer[2] opère un homme de quarante-neuf ans. L'uretère cheminant sur la paroi antérieure de la poche sur une longueur de 5 centimètres, il sectionne transversalement l'uretère et suture les lèvres au bassinet, suture du bassinet à la peau. Six mois après, il persistait une petite fistule qui fut attribuée à un fil de ligature.

Bazy[3] a fait deux uretéro-pyélonéostomies, il a une guérison et une mort. Dans le premier cas, il s'agissait d'un homme de quarante ans. On retrouve l'orifice uretéral sur la face inférieure et postérieure de la poche : l'uretère était accolé à la paroi sans y adhérer, pas de rétrécissement, résection de 4 centimètres d'uretère et, après l'avoir fendu comme Kuster, suture au catgut à points séparés ; sonde à demeure sortant par l'orifice lombaire. Suites bonnes, guérison complète.

Dans le second cas, homme de quarante-huit ans, rein unique, anurie, un seul rein formé par la confluence de deux reins, un seul bassinet dilaté rempli par un vieux caillot sanguin avec un calcul au centre. Voyant des coudures et une insertion vicieuse de l'uretère, Bazy fait une ure-

---

[1] Weller van Hock, *Journal of the American med. Association*, 1893. Observation XLIII de la thèse de Glantenay, p. 219.

[2] Bardenheuer, *loco citato*.

[3] Bazy, Contribution à la chirurgie de l'uretère *(Revue de chirurgie*, 1897).

téro-pyélonéostomie. Résection d'une portion de l'uretère qu'il taille en bec de flûte et qu'il implante dans le bassinet en le fixant avec des points de sutures séparés au catgut. Pas de sonde à demeure, drainage. Suites bonnes d'abord, puis température, mictions purulentes peu abondantes; enfin mort par infection.

7° RÉSECTION ORTHOPÉDIQUE DU REIN

M. Albarran[1] fit une néphrectomie à une jeune femme de vingt-deux ans pour une pyonéphrose consécutive à un accouchement. Fistules consécutives. Le cathétérisme à demeure amène la fermeture de la fistule; lavages du rein tous les deux jours. Devant cette rétention persistante, M. Albarran intervient à nouveau, l'uretère s'insérait au milieu à la poche rénale, il restait donc au-dessous de son embouchure une poche qui ne pouvait se vider. Après avoir sectionné l'éperon que formait l'uretère avec le bassinet, il sutura muqueuse à muqueuse et obtint ainsi un orifice plus large, puis il réséqua toute la poche dont il sutura ensuite les deux lèvres.

Guérison complète sans fistule ni rétention.

Ces quelques observations que nous venons de résumer nous montrent tout le parti que l'on peut tirer du nouveau procédé de traitement conservateur dans les rétentions rénales. Comme on peut le voir, ces observations ont été faites aussi bien pour les *uro* que pour les *pyonéphroses*. Cependant il faut dire que les conditions opératoires sont

[1] Albarran, 26 juillet 1898, présentation à l'Académie de médecine.

beaucoup plus favorables lorsqu'il n'y a pas d'infection locale et lorsque, comme dans l'uro-néphrose, l'état général est bon. Il ne faut entreprendre ces procédés souvent longs et délicats que lorsqu'on est sûr du fonctionnement de l'autre rein et que l'état général du malade est bon. D'un autre côté, avant de remédier par une opération minutieuse à l'obstacle qu'on constate, il est indispensable d'explorer toute la longueur de l'uretère, pour ne pas avoir la déconvenue de Veller van Hoock.

Nous espérons que cette modeste contribution que nous apportons à la chirurgie rénale engagera de plus en plus les chirurgiens dans la voie conservatrice et que la néphrectomie non seulement primitive, mais aussi secondaire, sera de plus en plus rarement employée dans le traitement des rétentions rénales. Comme le dit si bien M. Albarran dans son article du *Traité de Chirurgie* (Delbet et Le Dentu) : « L'idéal du chirurgien, dans le traitement des rétentions rénales, doit être de conserver le rein tout en supprimant la cause de la rétention ; lorsque cela est possible, il doit conserver le rein même fistulisé s'il est nécessaire à la vie et ne se résoudre à l'enlever que si son inutilité est absolument démontrée. »

TABLEAU CHRONOLOGIQUE

des opérations conservatrices pour rétentions rénales.

1. Trendelenburg .	1888	Section de l'éperon pyélo-rénal.	Mort par ileus.
2. Küster......	14 juil. 1891	Implantation de l'uretère dans le bassinet (uretéro-pyélonéostomie)	Fistule pendant quatre mois. Guérison.
3. Fenger	31 mars 1892	Uretéroplastie.	Guérison sans fistule.
4. —	26 nov. 1892	id.	id.
5. Weller van Hoock	1892?	Implantation de l'uretère dans le bassinet (uretéro-pyélonéostomie), puis néphrectomie.	id.
6. Bardenheuer...	24 mai 1893	Anastomose latérale uretéro-pyélonéostomie.	Petite fistule. Guérison
7. — ...	28 janv. 1894	Section d'un éperon.	Guér. avec petite fist.
8. Fenger	6 août 1895	Uretéroplastie.	Guérison sans fistule.
9. Helferich	13 nov. 1895	Anastomose latérale (uretéro-pyélonéostomie).	Mort.
10. Israel......	1896?	Pyélopicatio.	Guérison.
11. —	1895?	Autoplastie sur un repli valvulaire.	id.
12. Gerster.....	6 fév. 1896	Amélioration de l'orifice uretéral, excision d'un bourrelet.	Fistule, nouvelle opération proposée un an après.
13. Bardenheuer ..	17 fév. 1896	Uretéroplastie.	Guérison sans fistule.
14. Bazy	27 juil. 1896	Implantation de l'uretère uretéro-pyélonéostomie.	id.
15. —	15 oct. 1896	id.	Mort.
16. Delbet......	1898?	id.	Guérison.
17. Albarran	1898?	Capitonnage de la poche pyéplicatio-anastomose latérale (uretéro-pyélonéostomie).	Id.
18. —	1898?	Section d'un éperon pyélo-rénal et résection orthopédique.	Id.
19. Rafin......	10 nov. 1898	Libération et redressement de l'uretère avec néphro-pexie (Uretérolysorthose).	Id.

NOTA. — Quelques observations ont dû nous échapper, c'est ainsi qu'il nous a été impossible de nous procurer une observation de Gerster publiée dans le *American journal of the medical science*, juin 1897, p. 677. — Autoplastie de l'uretère, ainsi qu'une de Richardson *(Transact. Americ. Surgery Association*, XV, p. 555), uretéroplastie pour hydronéphrose intermittente.

OBSERVATION I (personnelle).

*Pyonéphrose intermittente. — Redressement et libération
de l'uretère : Néphropexie. — Uretérolysorthose.*

Mlle T., trente-deux ans, lingère.

Père mort de tuberculose pulmonaire. Mère en bonne santé.

Une sœur morte à quatorze ans de tuberculose pulmonaire.

Personnellement, ne se souvient pas d'avoir eu d'affection
fébrile.

De sept à quatorze ans s'est plaint de maux d'estomac fré-
quents.

Réglée à quatorze ans, jamais régulièrement.

Entre seize et dix-sept ans, anémie intense.

A vingt-deux ans, bronchite. La malade a toussé pendant
quatre ans, presque sans interruption, aurait craché du sang.

En 1889, pleurésie gauche qui persista pendant plus d'un an.

En 1891, laryngite, puis entérite.

En 1890, on constate un rein mobile à gauche et on lui conseille le port d'une ceinture.

Jamais d'émission de graviers.

A toujours été très nerveuse. Elle présente à un haut degré
l'état mental des névrosées, ce qui rend parfois très difficile l'exacte
appréciation de ses dires.

En 1895, première crise d'hydronéphrose à gauche avec débâcle
de 1/2 litre.

Les crises d'hydronéphrose qui avaient lieu d'abord tous les
deux mois ont augmenté de nombre jusqu'à se produire tous les
deux ou trois jours : jamais de crise du côté droit.

En avril 1896, on lui fait une néphropexie (par exonephropexie)
du côté droit, la malade insiste cependant sur ce fait qu'elle n'avait
jamais eu de crise douloureuse du côté droit.

Bon état général à la suite de cette intervention, mais les crises
d'hydronéphrose deviennent de plus en plus fréquentes du côté

gauche; en janvier 1897, néphropexie du côté gauche par exoné-
phropexie, mais trois semaines après, néphrotomie en pleine crise
d'hydronéphrose.

Au niveau de la plaie opératoire s'établit alors une suppuration
qui dura cinq mois, en même temps la malade urine du pus. Elle
affirme qu'avant la néphrotomie l'urine était claire et limpide, les
mictions n'étaient que peu augmentées de nombre et les douleurs
rares, sauf au moment des crises; mais depuis cette néphrotomie
elle souffre en urinant, a des besoins d'uriner presque tous les
quarts'd'heure et enfin, les urines sont devenues troubles.

2 juillet 1897. — Premier examen par M. Rafin.

Mictions fréquentes : 10 à 20 par jour, nuit *idem.*

Douleur vive pendant les mictions.

Urines purulentes sans odeur, pas de globules sanguins.

Rein droit facilement senti; au niveau de la région lombaire, le
rein fait une saillie bien réductible, il ne paraît pas gros ni bos--
selé : on ne peut le faire descendre, il est bien fixé dans le sens
vertical, il est sensible à la pression.

Rein gauche se présente sous forme d'une masse diffuse, mal
délimitable, volumineux.

Etat général médiocre. Anorexie. Malade souffre beaucoup.

Est très affaiblie; lipothimies fréquentes.

Elle fait faire presque tous les jours des lavages boriqués à
l'Hôtel-Dieu. On lui a fait deux lavages au nitrate qui l'ont beaucoup fait souffrir.

9 juillet. — Le rein gauche est mieux délimitable, il est
abaissé son bord inférieur, touche l'iléon.

2 août. — Le rein gauche a tellement diminué de volume qu'il
n'est pas perceptible, la malade dit qu'il se vide depuis deux
jours.

Pendant les mois d'août et septembre, douleurs dans les deux
reins : en même temps, mictions fréquentes sept à huit par heure
le jour, une vingtaine de fois la nuit, toujours avec douleur. A la
fin du mois de septembre, entre dans un service de médecine où on
lui fait des lavages boriqués; envie continuelle d'uriner, souffrances
horribles.

Rentrée en décembre dans le service du chirurgien qui l'avait déjà opérée; crises d'hydronéphrose à gauche tous les huit ou dix jours, durant de quelques heures à vingt-quatre heures. Urine beaucoup moins abondamment, la purulence varie pour ainsi dire d'un quart d'heure à l'autre. Pendant la crise d'hydronéphrose, la malade se trouve mieux au point de vue de la miction; au moment de la débâclé les douleurs vésicales augmentent.

Elle reste dans le service de chirurgie : décembre 1897, janvier, février 1898; à sa sortie de l'hôpital sédation des douleurs, une seule crise d'hydronéphrose à gauche, le rein droit, à ce qu'elle dit, petit le matin était gros tous les soirs.

14 juin 1898. — La malade raconte que, pendant un mois après sa sortie de l'hôpital, le rein droit a été douloureux, les douleurs ont cessé ensuite, mais parfois, le soir, le rein droit grossissait; depuis six semaines il n'a pas grossi.

Il y a deux mois, crise à gauche qui dure deux jours, puis forte débâcle de huit jours de durée, ensuite amélioration manifeste, l'urine a été parfois claire.

Il y a trois semaines nouvelle crise de peu de durée. Depuis hier, crise très forte.

Actuellement, rein droit un peu plus volumineux qu'un rein ectopique ordinaire.

Rein gauche volumineux et mobile, douloureux quand on le refoule dans sa loge, il atteint encore l'épine iliaque.

Urine purulente acide.

25 juin 1898. — Première entrée à l'hôpital Saint-Joseph.

Etat général assez précaire, pas d'appétit, perte de sommeil, toux modérée, se plaint de vives douleurs de rein et de vessie, mictions très douloureuses dix à douze fois par heure.

Crises douloureuses d'hydronéphrose assez fréquente; la dernière crise, qui a eu lieu il y a huit jours à peu près, a duré trois à quatre jours; à la suite, la malade a uriné du pus et du sang. Les urines sont troubles, l'examen microscopique fait à cette époque montre des staphylocoques : pas de bacille de Koch. On inocule un cobaye. (Le cobaye, sacrifié un mois après, a été trouvé indemne de tuberculose. Examen de M. Mérieux.)

Rein droit normal.

Rein gauche abaissé, on insinue le doigt entre son pôle supérieur et les côtes, il n'est pas très douloureux.

3 juillet 1899. — La malade se trouve bien, son rein droit n'est pas gros, rein gauche encore gros et mobile et non douloureux.

Urine un peu moins purulente, mictions moins fréquentes.

Urines purulentes.

Densité	1035
Acide phosphorique . . .	1^{gr}20.
Urée	18 grammes.
Albumine.	0
Sucre	0

Matières colorantes biliaires, réaction positive.

Elle se déclare bien, demande à sortir, elle prétend qu'elle sera bien tant qu'elle restera en repos, reviendra quand les douleurs reparaîtront.

Juillet 1898. — Malade vue à la consultation gratuite.

Urines très purulentes; le rein gauche n'est pas augmenté de volume, et est même difficilement perceptible.

13 juillet. — Hier, nouvelle crise de rétention à gauche avec douleurs. La poche s'est vidée le soir même à 10 heures, ce que la malade a reconnu parce que, dit-elle, son urine était plus épaisse et le côté moins douloureux. Quand la crise se prépare et pendant la crise elle souffre moins de la vessie. Elle raconte qu'elle a eu un jour une débâcle de 2 litres et demi.

Rein gauche : la palpation fait sentir un rein assez gros, un peu sensible.

Rein droit un peu augmenté de volume.

La malade apporte de l'urine expulsée hier au moment de la débâcle, elle est très trouble, elle urine devant nous un demi-verre d'urine trouble.

5 octobre 1898. — Une crise au mois d'août, une autre en septembre du côté gauche suivie d'une crise à droite.

Actuellement, crise de rétention à gauche : *le rein est gros comme les deux poings,* en haut il se perd sous les côtes, en dedans il atteint presque la ligne médiane. La crise date d'hier soir, depuis le rein a même diminué.

Avant-hier les urines étaient limpides, hier elles ont été limpides jusqu'à 8 heures du soir. Les urines émises dans la nuit sont totalement purulentes, les urines claires d'avant-hier provenaient donc du rein droit, qui fonctionnait bien et tout seul, alors que du côté gauche il y avait déjà de la rétention.

12 octobre. — A souffert pendant trois à quatre jours des deux reins et de la vessie, puis a eu de vives douleurs en ceinture, les urines étaient purulentes, la crise a cessé complètement aujourd'hui, malade amaigrie, affaiblie.

Rein droit normal.

Rein gauche toujours volumineux.

5 novembre. — Le rein gauche n'est pas très volumineux, il n'est pas tendu, ses limites se précisent mal. On peut l'abaisser au point d'insinuer un doigt entre lui et les côtes, son pôle inférieur atteint alors le milieu de la fosse iliaque.

Le rein droit n'est pas volumineux ; la malade dit cependant qu'à la suite d'une débâcle ces jours derniers, il est devenu tout petit : mictions toutes les demi-heures, jour et nuit.

En ce moment, pas de rétention.

10 novembre. — Même état, urine très trouble ; 1 lit. 600 dans vingt-quatre heures.

La malade entre à Saint-Joseph pour être opérée immédiatement.

12 novembre. — Opération par M. Rafin, qui nous a remis la note suivante :

Anesthésie au mélange de Bilroth sans incident.

L'incision suit d'abord la cicatrice de l'ancienne incision lombaire en L, se prolonge en avant jusqu'à l'épine iliaque antérosupérieure. Les muscles sont incisés, dans la portion horizontale de l'incision ; en haut, il suffit d'inciser la cicatrice pour trouver le rein : une adhérence du rein à la cicatrice est sectionnée, et l'organe est amené au dehors en saisissant avec une pince en cœur les tissus fibreux qui l'entourent.

On distingue alors facilement le rein lui-même, diminué de volume et bosselé, mais présentant cependant des dimensions importantes. Au-dessous se trouve le bassinet, formant une poche modérément pleine, sans distension, de volume plus gros qu'un œuf de poule. Le rein a été soulevé en dehors, et c'est par sa face postérieure que l'on constate ces lésions.

En cherchant en bas, on trouve l'uretère, il semble coudé sur une bride qui se porte d'avant en arrière sur le rein et qui est constituée par une artère et une veine entourées de tissu cellulo-fibreux.

L'uretère s'insère à l'extrémité inférieure de la poche formée par le bassinet dilaté ; mais, en outre de cette insertion défectueuse, il présente une disposition en S très marquée, aux courbures multiples, tout d'abord je m'efforce de dérouler les courbures de cet S. J'y parviens en travaillant avec le doigt et en tirant de chaque côté, en déchirant les tissus environnants avec des pinces. Après un moment de travail, on arrive à le dérouler complètement et à lui donner une direction rectiligne.

Cet uretère, de volume modéré quoique supérieur à la normale, présente des points rétrécis.

Appuyant alors sur le bassinet, je le vide assez facilement. Avant de dérouler l'uretère, j'avais essayé en vain de le vider, peut-être avais-je moins insisté.

Le déroulement fait, la conduite à tenir pouvait être discutée ; d'emblée j'éliminai la néphrectomie : fallait-il faire une anastomose après résection uretérale ? fallait-il ouvrir le bassinet pour explorer l'orifice uretéral avec les doigts et cathétériser l'uretère, ou bien encore faire une néphrotomie dans le même but d'exploration et pour drainer ensuite la poche ? ou bien encore pouvait-on se contenter de ce redressement suivi de néphropexie ?

J'ai cru devoir m'en tenir à ce dernier parti parce que l'opération était moins grave : il y avait lieu de tenir compte de l'état général défectueux, parce que je n'étais pas sûr de reconstituer, après résection, un uretère de qualité meilleure que celui qui existait, et enfin parce que l'uretère étant libéré, la pression sur le bassinet l'avait bien vidé, et que, d'autre part, en faisant remonter le rein dans sa loge, l'uretère conservait sa direction rectiligne ; de plus, si on avait soin en remontant le rein dans sa loge, d'incliner

en dedans et en bas son pôle supérieur, l'abouchement de l'uretère
dans le bassinet, jusque-là défectueux, prenait une disposition plus

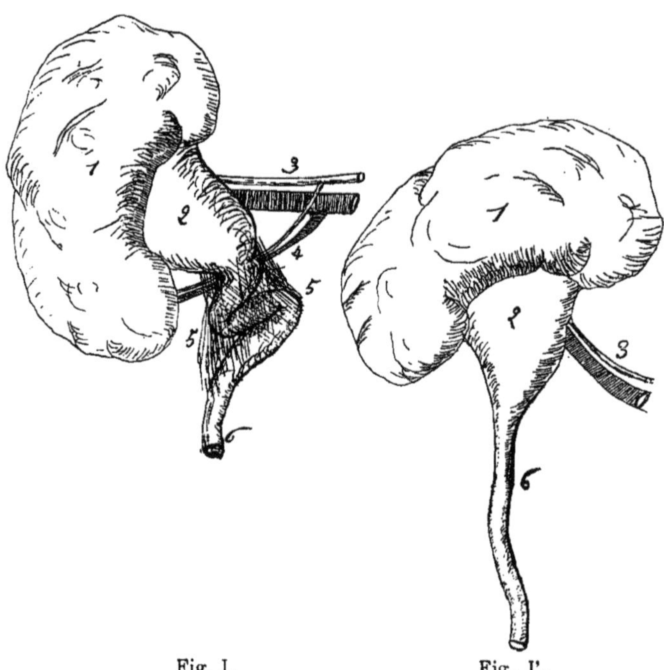

Fig. I.   Fig. I'.

Fig. I. — Demi-schématique, face postérieure du rein gauche.
1. Rein légèrement bosselé et dilaté.
2. Bassinet moyennement tendu.
3. Pédicule vasculaire du rein.
4. Petit faisceau vasculaire sur lequel se coude légèrement l'uretère.
5. Disposition en S de l'uretère maintenue fixée par des tractus de tissu
conjonctif.
6. Uretère.

Fig. I'. — Mêmes lettres.

Position du rein avec la néphropexie : le rein a été incliné de cette façon
pour que l'ostium uretéral soit exactement au point déclive.

favorable à l'écoulement des liquides, se trouvant alors à la partie
déclive de la poche hydronéphrolique.

Je sectionne d'abord la bride signalée, et des ligatures sont posées de chaque côté des vaisseaux qui la constituent.

Puis le rein est refoulé, et je le fixe aussi haut que possible, à l'aide de trois fils de catgut chromique pénétrant d'une part dans l'aponévrose et les muscles lombaires, puis dans le *pôle inférieur* du rein en pénétrant peu profondément au-dessous de la capsule, et enfin en avant sur les tissus fibreux qui avoisinent les côtes. De cette façon, le pôle supérieur du rein basculait dans la situation désirée.

Mèche de gaze en arrière du rein, drains en avant. Suture des muscles par plusieurs points au catgut, suture de la peau.

Suites simples.

20 novembre. — Changement de la mèche. Le drain est un peu raccourci.

5 décembre. — La malade a des mictions très fréquentes, de 30 à 50 par jour : parfois elle a de bons moments, puis elle urine à chaque instant. Elle déclare qu'elle n'a pas eu de rétention rénale et, de fait, on a examiné à diverses reprises son rein, il ne m'a jamais paru gros. Aujourd'hui il est tout petit. A la suite de l'opération, elle a eu de vives douleurs dans la région uretérale, elle déclare que les douleurs sont en décroissance. Depuis quelques jours elle se plaint de souffrir de la jambe et montre la face externe gauche du bassin comme siège de la douleur. La pression dans la fosse iliaque provoque des douleurs rénales. L'urine est toujours purulente. L'appétit est assez bon, cependant elle a eu peu de fièvre. La plaie est cicatrisée, sauf au niveau de la mèche.

Aujourd'hui suppression de la mèche.

9 décembre. — Les douleurs persistent, très intenses, l'examen de la fosse iliaque et du rein est toujours négatif.

16 janvier 1899. — La douleur a disparu à peu près complètement dans la cuisse et la fosse iliaque. L'état général est meilleur. Il y a toujours des mictions fréquentes, parfois la malade reste deux heures sans uriner, parfois elle urine à chaque instant.

Malgré des examens répétés et en ayant soin de chercher le rein gauche jusque sous les fausses côtes, il n'a jamais été *trouvé augmenté de volume.* Le droit a semblé parfois de dimensions un peu variables.

Aujourd'hui l'urine est limpide, à peine un léger nuage, pas d'albumine, le rein gauche n'est pas perceptible, le droit est petit.

Il semble que l'état soit très satisfaisant.

30 janvier. — Malade sort de l'hôpital.

3 février. — La malade va mieux, mictions toutes les deux ou trois heures, 1/2 litre en vingt-quatre heures. Urines presque limpides, rein gauche non perceptible.

10 février. — Durant cette semaine pendant trois jours jusqu'à mardi 7, l'urine est descendue à 5 ou 600 grammes. Est restée jusqu'à cinq heures sans uriner, a souffert des reins le mardi 7.

Mercredi 8 et jeudi 9, elle urine 1500 grammes; le mercredi, douleurs vives à gauche, hier et aujourd'hui vives souffrances : mictions toutes les heures, parfois plusieurs fois en une heure.

Urine un peu louche.

Rein gauche non perceptible.

17 février. — Par la recherche du ballottement, on arrive à avoir l'impression du pôle inférieur du rein gauche, on ne le sent pas gros, le rein droit n'est pas gros.

Urine toujours claire; reste parfois trois heures sans uriner, parfois au contraire urine à chaque instant.

Diarrhée avec dysenterie, glaires.

10 mars. — Reins non perceptibles, urines limpides.

A uriné ces jours-ci plus de vingt fois en une heure, alors qu'auparavant elle reste deux heures sans uriner.

27 mars. — Pendant quatre à cinq jours, mictions toutes les deux heures, aujourd'hui mictions plus fréquentes.

Bon appétit, aspect bien meilleur.

31 mai. — Depuis le 27, souffrances des reins et de la vessie; mictions fréquentes, polyurie, 2 lit. 1/2 urines limpides, reins non perceptibles.

12 avril. — Se trouve mieux, surtout de la vessie, mais souffre encore du rein gauche, sensations de déchirures dans les reins.

1er mai. — Urine limpide. Rein gauche non perceptible.

Souffre parfois des deux reins, ne souffre pas dans le décubitus, a travaillé beaucoup ces jours-ci, a eu de la dysenterie.

12 mai. — Urines limpides de 800 à 1600 grammmes, dysen-

terie, boit 2 litres de lait et prend quelques œufs. Se plaint de souffrir des reins ; elle raconte que c'est surtout depuis une chute qu'elle a faite un mois après son opération. Les mictions sont devenues plus fréquentes, trois fois par heure durant le jour, se lève cinq à six fois la nuit. Rein gauche non perceptible.

Excès de travail, dix-sept à vingt heures par jour. L'état général passable, bien supérieur pourtant à ce qu'il était auparavant

Se plaint toujours de la vessie et des reins.

24 mars. — Depuis trois jours souffre des reins, aujourd'hui violente crise avec envies fréquentes d'uriner, rein gauche n'est pas augmenté de volume.

Urines limpides.

Vomissements et diarrhée.

4 juin. — L'état général s'est amélioré, la diarrhée s'est amen-dée, malade souffre du rein droit qui n'est pas augmenté de volume.

Rein gauche n'est pas perceptible. Urines limpides.

9 juin. — Se plaint de souffrir du ventre sans préciser le point. Entérite persistante. Mictions très fréquentes. Urines très limpides, pas d'albumine, rein gauche non perceptible, rein droit non augmenté de volume. A eu 10 selles glaireuses la nuit dernière.

14 juin. — Il y a quelques jours la malade fut réveillée par des douleurs dans le côté gauche donnant la sensation d'une tension, en même temps envies très fréquentes d'uriner, mais urines peu abondantes, le matin tout a disparu, mictions plus abondantes. Il y a trois jours, crise analogue, moins forte.

Octobre 1899. — Même état : urine toujours parfaitement limpide. Rein gauche non perceptible. Mictions fréquentes. État général un peu meilleur : elle a un peu moins de diarrhée. Il y a du reste une corrélation évidente entre les troubles intestinaux et l'état général.

12 novembre. — La fréquence des mictions qui incommodait le malade au point de lui enlever tout repos a considérablement diminué. Elle souffre cependant parfois de douleurs dans la région des reins, mais, fait essentiel, malgré des examens minutieux et

multiples, on n'a jamais constaté d'augmentation de volume du rein, tandis qu'avant l'opération, la rétention et l'augmentation de volume de l'organe avaient été maintes fois constatées. Enfin, malgré une entérite ancienne, l'état général s'est amélioré.

OBSERVATION II (Trendelenburg [1]).

Section d'un éperon pyclorénal.

Première tentative, ayant pour but de rétablir l'écoulement de l'urine dans la vessie en modifiant une insertion trop élevée ou en clapet, de l'uretère dans le bassinet. Laparotomie latérale le long du bord externe du grand droit, débridement de la tumeur hydronéphrotique. On trouve facilement sur la partie médiane de la paroi antérieure, l'uretère qui, comme l'a bien montré Simon, est toujours dirigé en avant par suite d'une rotation du rein sur son axe. On ponctionne le kyste avec un trocart, à une largeur de main de l'uretère, et on le vide autant que possible. On libère alors la paroi antérieure, et l'on recherche l'embouchure de l'uretère dans la cavité kystique qu'on a ouverte.

A l'aide de ciseaux, on sectionne l'uretère dans toute sa portion qui est accolée à la paroi du bassinet. sectionnant cette même paroi du même coup, on suture alors les lèvres de l'uretère aux lèvres de la paroi kystique. De cette façon, l'ouverture se trouve au point déclive de la tumeur. Enfin, la cavité kystique est drainée dans la partie postérieure sous les côtes, et l'on referme la plaie opératoire et aussi la cavité abdominale.

Le cas dont je rapporte l'observation se termina par la mort. Le malade fut emporté par un ileus à la suite d'une coudure du côlon ascendant adhérant au sac.

---

[1] *Sammlung klinischer. Vorträge : Ueber Blasenschidenfistel operationen und über Beckenhochllagerung bei operationen in der Bauchöle von Friedrich Trendelenburg*, n° 355, 1890.

Observation III (Kuster[1]).

Uretéro-pyléonéostomie.

Le cas dont il s'agit a déjà fait l'objet d'une communication à la Société. Braun avait relaté le cas suivant en 1890 :

Un enfant de onze ans, maladif jusqu'à l'âge de cinq ans, s'était bien porté depuis. Il y a quelques années, ses parents virent avec étonnement survenir de la dureté du ventre. Depuis Pâques, l'enfant se plaignait de douleurs abdominales continuelles.

23 juin. — Il entra à la clinique chirurgicale de Marbourg, où l'on diagnostiqua une hydronéphrose gauche. Les urines étaient claires et de quantité suffisante.

28 juin. — Braun, à l'aide d'une incision lombaire, fistulisait le bassinet. Après l'opération, le malade évacue encore 320 centimètres cubes par l'uretère, mais depuis il n'émet plus que quelques gouttes. Il s'ensuivait vraisemblablement que le rein droit n'existait pas et que l'hydronéphrose s'était développée sur un rein unique.

Le malade guérit, se remonta à vue d'œil et fut renvoyé avec sa fistule. Braun, à propos de ce cas, se demandait s'il était possible d'aller à la recherche de l'uretère et de lui faire un nouvel abouchement dans le bassinet.

En mai 1891, l'enfant, alors âgé de treize ans, revenait à la clinique. La fistule persistait, toute l'urine s'écoulait par là. ce qui incommodait fort le malade.

Légère albuminurie, quelques gouttes encore passaient par l'uretère.

6 juin. — Débridement de la fistule, le sac seul accessible est exploré avec le doigt, en arrière, dans une vaste cavité.

Le cathétérisme est vainement essayé. Pyélite consécutive met-

---

[1] *Verhandlung der Deutschen Gesellschaft für Chirurgie,* vol. XXI, p. 228, 9 juin 1892.

tant le petit malade en danger. Enfin, grâce à des pansements réguliers, l'enfant se rétablit.

14 juillet. — On se décide à rechercher l'uretère. Je fais une incision lombaire oblique en bas et en dehors, sur une étendue de 12 centimètres. Incision des parties molles jusqu'au péritoine. Pour trouver l'uretère je dus débrider. Je fends alors le kyste rénal et tombe sur une couche de parenchyme de l'épaisseur du pouce. Je trouvai alors l'uretère passant dans la paroi postérieure du sac, à plusieurs centimètres en haut, pour se terminer dans une ouverture en forme de fente.

J'introduisis un bistouri boutonné dans cette fente et sectionnai le canal jusqu'à sa sortie du sac, avec l'idée de restaurer une embouchure suffisamment large et infundibuliforme en me servant de l'étalement du canal.

J'introduisis alors dans le canal une sonde fine pour me renseigner sur sa perméabilité, mais j'eus la désagréable surprise de me heurter à 2 centimètres au-dessous du sac à un rétrécissement absolument infranchissable et qui, au palper, donnait la sensation d'une nodosité. L'uretère fendu de haut en bas, une fine sonde pouvait passer à travers le rétrécissement. La cure radicale ne me paraît possible qn'autant que ce rétrécissement serait totalement supprimé ; aussi je sectionne l'uretère directement au-dessous de ce rétrécissement, et une seconde fois à son abouchement dans le bassinet.

Je libérai l'uretère autant que possible pour qu'il pût s'appliquer commodément sur le bassinet, je fendis alors la portion supérieure sur une longueur de 1 cm. 50 environ, puis je suturai les deux lèvres séparées l'une de l'autre à la paroi supérieure du bassinet, ravivée au préalable, de façon à produire un orifice infundibuliforme disposé commodément pour recueillir l'urine. Je fermai alors la cavité au catgut, après avoir mis un tampon aseptique dont l'extrémité était dirigée vers l'angle inférieur.

Les jours suivants, de l'urine sanglante s'écoule par l'uretère ; la plus grande partie de l'urine s'écoule par les lombes, cependant, persistance des mictions.

6 novembre. — Quatre mois après l'opération, la quantité

d'urine émise de quatre à cinq fois par jour s'élevait à 100 centimètres cubes.

Urines très troubles, très purulentes. On fait des lavages réguliers au nitrate d'argent, à la solution 0,25 pour 1000, et on réussit au moins à tarir la purulence des urines, l'albumine alla en diminuant. L'aspect physique s'améliore et l'enfant prend de l'embonpoint. Un nouvel essai de cathétérisme de l'uretère est tenté sans succès, la fistule persiste avec cicatrisation complète du canal.

2 novembre. — On tente la cure radicale de la fistule : large avivement puis suture à plusieurs plans. Cinq heures après, première miction d'urine sanglante par l'uretère : en tout, dans les premières vingt-quatre heures, 1300 centimètres cubes. L'urine, d'abord très sanglante, se clarifie. La tentative avait pleinement réussi et la fistule se fermait._

Miction toutes les demi-heures, quantité normale, un peu de pus et d'albumine.

4 décembre. — L'enfant partait en état florissant.

J'ai revu dernièrement ce malade.

Urine acide, légèrement trouble, albumine en notable quantité, peu de globules de pus.

Dans la cicatrice opératoire, on constate une hernie qui force l'enfant à porter un bandage serré, avec lequel il peut travailler. Du reste, état général satisfaisant.

OBSERVATION IV (Fenger [1]).

Résumé. — Stricture valvulaire ou sténose de l'orifice pelvien de l'uretère, dans un rein quelque peu flottant.

Hydronéphrose intermittente pendant huit ans, crises de plus en plus fréquentes jusqu'à la dernière qui remonte à une semaine.

---

[1] Fenger, Operation for the relief of valve-formation and stricture of the ureter in hydro or pyonephrosis *(The Journal of the American Association*, vol. XXII, n° 10, 1894.

Néphrotomie dans l'intervalle entre les crises, pas de pierre dans le bassinet. L'orifice supérieur de l'uretère n'a pu être trouvé, s'ouvrant directement dans le rein.

Incision du bassinet, ouverture valvulaire de l'uretère. Opération plastique sur la valvule ; on laisse une bougie dans l'uretère pendant deux jours. On suture la plaie du bassinet. Fixation du rein flottant. Guérison sans fistule.

Mme D... H. vint me consulter le 22 février 1892, elle me raconta l'histoire suivante :

Agée de vingt-huit ans, antécédents bons, santé antérieure bonne, mariée depuis huit ans, deux enfants vivants, un mort ; quatre mois après son mariage, elle eut une crise douloureuse dans la région du rein gauche, avec formation d'une tumeur. Au niveau dn point douloureux : tumeur immobile et douloureuse à la pression. Au bout de deux semaines, tumeur et douleur disparurent subitement.

Deux ou trois jours après la naissance de son premier enfant, elle eut une crise semblable qui se termina au bout de huit jours. Elle eut des crises intermittentes tous les mois ou tous les deux mois. Depuis cette époque jusqu'en 1878, les crises varièrent peu d'intensité et durèrent ordinairement environ une semaine.

En septembre 1888, après la naissance de son troisième enfant, elle eut une crise sérieuse de douleurs dans la région du rein avec de fréquentes élancées le long du trajet de l'uretère, accompagnées de l'apparition d'une grosseur douloureuse à la pression et de difficulté d'uriner, mais sans douleur. Cette crise dura deux à trois semaines. Depuis ce temps, elle a eu des crises semblables toutes les deux semaines, qui duraient en moyenne deux jours et étaient toujours accompagnées de dysurie. La dernière crise, qui se produisit le 8 février 1898, dura une semaine. Depuis cette époque, elle n'a plus souffert.

La malade commença à être réglée à dix ans ; elle le fut régulièrement jusqu'à il y a un an. Flux normal, mais dysménorrhée considérable ; l'année dernière, la menstruation a été irrégulière toutes les deux ou trois semaines, mais le flux a été normal.

Etat actuel. — La malade est quelque peu émaciée : elle a l'air d'avoir une affection nerveuse ; elle n'est pas pâle, l'abdomen peut être palpé facilement ; cœur et poumons normaux. T = 99 Farenheit. Urine purulente, pas d'albumine ni de sucre.

1er mars. — Pendant une crise, on peut sentir une tumeur dans la région du rein gauche, mais trois jours plus tard elle avait complètement disparu. Immédiatement après la disparition de la tumeur, l'urine était purulente, d'apparence laiteuse.

24 mai. — Autre attaque qui dura deux jours ; pendant ces deux jours, l'urine est rare et de couleur normale.

Diagnostic. — Hydronéphrose intermittente, sténose du bassinet et de l'uretère, probablement d'origine calculeuse. Néphrotomie décidée. Extraction du calcul du rein ou de l'uretère sans ouverture de l'uretère, si possible ; s'il est nécessaire d'ouvrir l'uretère, on passera une bougie dans l'ouverture de l'uretère dans le rein, jusque dans la vessie, et on suturera l'uretère sur la bougie.

Opération, 31 mars, à Emergency Hospital, avec la présence du docteur de la polyclinique et des Drs Waters, Bernauer et Krost. Anesthésie à l'éther. Malade placée sur le côté droit avec un coussin sous les reins. On ne put pas trouver de tumeur. Une incision de 4 pouces de large fut faite depuis l'angle de la 12e côte et du muscle grand dorsal (muscle extenseur du dos) obliquement, en bas et en avant de la crête iliaque, au-dessus de l'épine antéro-supérieure. Il fut nécessaire de diviser le carré de lombes sur un pouce et demi au-dessous de la côte, dans le but de gagner de la place pour opérer. Le *fascia transversalis* ne fut pas sectionné. Le tissu adipeux rétro-périrénal était rare ; on put alors trouver deux tumeurs : une, tout à fait au-dessous du rebord des côtes, fut reconnue pour être la rate. En arrière et au-dessous de celle-ci, on put trouver le fond convexe supérieur du rein gauche.

Pendant une inspiration, la rate fut refoulée sur le rein. On put le remettre en place facilement. La dissection de la capsule adipeuse du rein fut difficile, en raison de la périnéphrite qui avait rendu la capsule tendue et adhérente au rein. La surface du rein n'était pas lisse et brillante, mais veloutée et recouverte de tra-

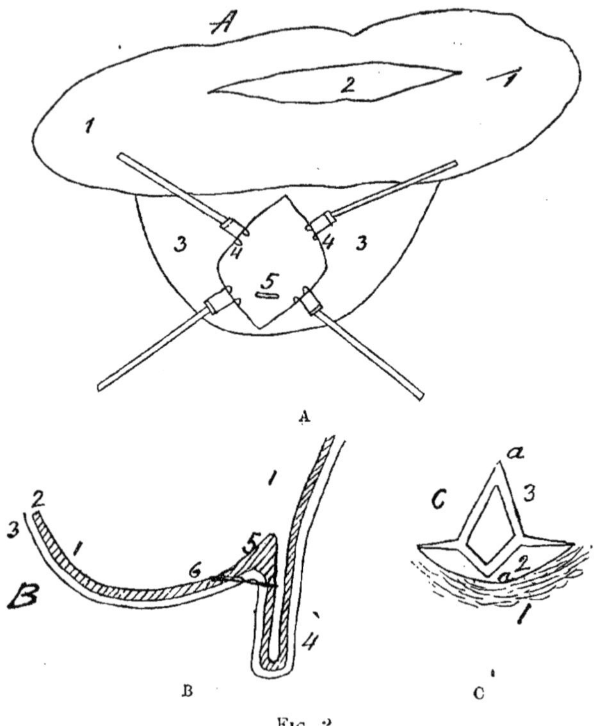

FIG. 2.

A. Rein et bassinet dilaté. — 1. rein ; 2. ouverture sur sa face convexe après néphrotomie ; 3. bassinet dilaté avec ; 4. ouverture sur sa surface postérieure faite par la pyélostomie ; 5. ouverture de l'uretère dans
le bassinet.

B. Bassinet dilaté et uretère montrant la formation valvulaire. — 1. bassinet ; 2. muqueuse ; 3. musculaire externe ; 4. uretère ; 5. valvule ; 6. ligne
d'incision sectionnant la valvule.

C. Valvule vue du bassinet sectionné pour faire comprendre l'opération
plastique — 1. paroi intense du bassinet au-dessus de ; 2. l'ouverture de
l'uretère ; 3. valvule sectionnée : a, a' les extrémités de l'incision que l'on
réunit par une suture.

vées de tissu connectif. Par la pression sur la portion antérieure de

la région lombaire de l'abdomen, le roin fut refoulé dans la plaie
et la capsule adipeuse disséquée avec des pinces et le doigt, de
façon à permettre la palpation du rein entre le pouce et l'index.
Le rein était un peu petit : 3 pouces 1/2 de long, 1 pouce 1/2 de
large et 1 pouce 1/2 d'épaisseur. On ne put trouver de points durs
ou ramollis. La palpation du bassinet fut accomplie en introduisant
les doigts de la main gauche en avant vers le hide et en soulevant
la portion supérieure du rein en même temps entre le pouce et
l'index de la main droite. Le bassinet ne renfermait aucun liquide
et on ne put trouver aucune pierre. En suivant en bas depuis le
bassinet, on ne put trouver l'uretère, ni aucun calcul, ni aucun
endroit induré. On introduisit une longue aiguille à travers la surface convexe du rein en un point situé entre un tiers moyen et un
tiers inférieur dans la directiondu bassinet et dans une profondeur
de 2 pouces ; l'aiguille pénétra dans une cavité libre dans laquelle
on ne trouva pas de calcul. L'aiguille fut introduite ensuite dans
la partie supérieure du rein, mais ni liquide ni calcul ne furent
trouvés. Le bassinet fut alors ouvert à travers le rein, au moyen
du thermocautère Paquelin, le long de l'aiguille comme guide,
dans un tiers moyen du rein. L'hémorragie fut légère, aucun liquide
ne s'écoula.

L'ouverture fut dilatée avec des pinces de façon à permettre la
palpation du bassinet et des calices avec l'index gauche. Les calices
étaient dilatés, mais la substance rénale était encore à ce niveau
d'un demi-centimètre moyen d'épaisseur. Le bassinet était une
large cavité s'étendant jusqu'au bord inférieur du rein, avec une
surface arrondie, lisse, unie et douce. On ne trouva aucun calcul
et l'ouverture uretérale ne put être trouvée à la palpation.
L'examen avec une sonde uréthrale en acier donna des résultats
négatifs.

Dans le but de trouver, si possible, un calcul dans l'uretère, une
petite sonde en métal malléable fut passée dans le bassinet, mais
toujours sans pouvoir trouver l'orifice uretéral. Le bassinet dilaté
fut alors incisé et ouvert pour l'examiner directement et pour déterminer l'ouverture pyélique de l'uretère Le tiers inférieur du
rein fut attiré en avant et amené dans la plaie au moyen d'un écar-

teur mousse passé à travers la plaie ; la surface postérieure du
bassinet isolée du tissu adipeux, et une incision de 3/4 de pouce à
1 pouce de longueur fut faite obliquement en bas, à environ 1/4 de
pouce du hile du rein. La paroi du bassinet étant épaisse de 2 millimètres, il ne put s'échapper ni eau, ni urine ; les lèvres de la
plaie furent saisies et maintenues écartées avec des pinces. La surface interne du bassinet parut alors normale de couleur et d'apparence.

A la portion postérieure et inférieure de sa paroi interne, on
aperçut une petite ouverture semi-circulaire de 2 lignes de longueur
de bas en haut, et de 3 lignes dans le diamètre transversal. Le bord
postérieur était convexe. le bord antérieur droit Une sonde métallique introduite à travers l'ouverture descendit aisément de 7 à
8 pouces dans la vessie sans rencontrer de résistance, soit de la
part d'une stricture, soit d'un calcul. Une bougie olivaire n° 5 française, qui fut introduite, était serrée dans l'uretère. En attirant en
haut le bassinet, on put maintenant palper l'uretère : la paroi était
mince et semblait susceptible de se rompre facilement si l'on ne
procédait avec douceur. La bougie fut enlevée, et en attirant encore le bassinet, et en examinaut l'ouverture de l'uretère, on aper-
cut que l'uretère venait non pas de la portion la plus libre du bassinet dilaté. mais de sa moitié postérieure ou paroi postérieure.
Ainsi, le bord droit de l'entrée uretérale formait une valvule ou un
pli ressemblant à une valvule de veine, qui s'appliquerait contre la
paroi postérieure de l'ouverture en l'obstruant, quand le bassinet
était rempli d'urine ou de liquide à un degré léger ou moyen, un
plus grand degré de dilatation repousserait la paroi postérieure
du bassinet et ainsi ouvrirait à nouveau l'orifice de l'uretère. Ceci
expliquerait très bien la débâcle purulente après une période d'occlusion de deux jours. Pour se débarrasser de cette formation valvulaire, l'opération fut faite sur le plan de Heinecke-Mickuliez,
pour sténose du pylore (fig. 1).

Une incision de 2 lignes et demie de long fut faite à travers la
muqueuse dans la paroi musculaire ou pli du bassinet. les points
terminaux de l'incision à travers la valvule furent alors rappro-
chés par une suture à la soie fine, transformant ainsi la primitive

incision verticale en une ligne horizontale ; l'ouverture dans l'uretère fut ainsi rendue plus large et plus approximativement circulaire. Une bougie n° 11 française fut alors passée à travers l'ouverture dans le bassinet et descendit de 5 pouces dans l'uretère, et
l'extrémité supérieure traversant le bassinet se trouvait hors de
la plaie rénale, pour maintenir dilatée l'ouverture de l'uretère pendant la guérison de la plaie. L'incision faite dans le bassinet fut
réunie par dix points séparés à la soie fine, passés à travers la paroi du bassinet, mais ne prenant pas la muqueuse. Un morceau de
la substance corticale du rein fut enlevé pour être examiné au mi-
croscope. Le rein fut alors replacé et fixé dans sa position normale
par deux sutures passant à travers son épaisseur, points qui le
fixèrent au fascia transversal. Le bassinet fut drainé par un tube
de caoutchouc de 1/2 pouce de diamètre, placé le long de la bougie
à travers la plaie rénale. Le drainage de la plaie extérieure fut
assuré par l'emploi de gaze faisant drain sur la face antérieure du
rein, un sur la surface postérieure, un en bas le long de l'uretère,
et un tube de caoutchouc sur la surface postérieure du bassinet,
au-dessus de la plaie du bassinet.

La partie inférieure de la plaie abdominale fut réunie par des
sutures à la soie. La moitié supérieure fut laissée ouverte pour le
drainage, et le pansement ordinaire fut appliqué.

L'opération dura deux heures ; à la fin, la patiente était dans de
bonnes conditions : pouls fort, 90 ; l'opération fut mécaniquement
possible, à raison de la laxité des parois abdominales due aux grossesses antérieures et à la maigreur de la malade.

La bougie fut enlevée le deuxième jour, la malade eut des dou ·
leurs violentes pendant quatre jours ; la douleur le long du trajet
de l'uretère persista pendant deux semaines.

Quatre semaines après l'opération, le tube fut enlevé et un plus
petit fut introduit, que l'on enleva une semaine plus tard.

L'écoulement fut excessif au début, mais décrut rapidement.

Deux semaines après l'opération, la malade pouvait se coucher
sur le côté gauche sans souffrir.

Elle guérit sans fistule et, jusqu'à présent, elle n'a pas eu de
retour de l'hydronéphrose.

Observation V (Fenger[1]).

Résumé. — Stricture traumatique de l'uretère juste à l'ouverture dans le bassinet. Pyonéphrose intermittente durant depuis quatre ans. Augmentation de la fréquence des crises. Néphrotomie. Pas de calculs dans le rein. Ouverture uretérale n'a pu être trouvée à travers la plaie du rein ou à travers le bassinet incisé. Une incision longitudinale de l'uretère révéla une stricture à la partie supérieure de l'uretère : division longitudinale du rétrécissement et opération plastique sur l'uretère. Guérison sans fistule en six semaines.

W. B..., cultivateur, âgé de quarante-sept ans, vint me consulter le 12 novembre 1892. Père mort d'accident, mère morte d'affection indéterminée, un frère mort de phtisie.

Santé du malade bonne jusqu'à l'âge de treize ans ; les troubles actuels remontent à trente-quatre ans. A l'âge de treize ans, en sautant d'un cheval à terre, ayant mal calculé la distance, il eut une secousse violente (les pieds n'ayant pas touché le sol, tandis que ses mains tenaient encore les rênes).

Le traumatisme fut suivi immédiatement d'une douleur constante et violente dans le côté gauche, qui fut soulagée par des vésicatoires, mais il fut obligé de garder le lit pendant un mois. Il n'en fut pas autrement incommodé que par l'existence d'une légère douleur dans la région du rein gauche, augmentée par un travail pénible, jusqu'à dix ans plus tard, où, après un excès de fatigue, il eut une crise de douleurs aiguës dans le coté gauche. A ce moment il garda le lit une semaine.

Un an plus tard, il eut une troisième crise qui fut consécutive à un excès de boissons alcooliques. Cette crise fut accompagnée de

[1] Operation for the relief of valve-formation and stricture of the ureter in hydro or pyonephrosis (*The Journal of the American Association*, vol. XXII, n° 10, 1894).

douleurs et d'une constipation opiniâtre pendant les dix ou quinze ans suivants. il eut quatre ou cinq crises par an, durant deux ou trois jours, et toujours après abus de liqueur. Pendant les six dernieres années, les crises ont sans doute été causées par un excès de travail, à l'exception d'une crise il y a un an, pour laquelle on ne put trouver de causes ; la dernière attaque se produisit en octobre 1891 ; elle ne fut pas plus violente que les précédentes, mais d'une durée plus longue.

Examen 12 novembre 1892.

Dans l'hypocondre gauche, on trouve une tumeur immobile, dure et lisse, qui s'étendait à 2 pouces au-dessous des côtes et à 3 pouces en dedans de l'ombilic. Température 101 degrés Fahrenheit. Urine contient un peu de pus. Diagnostic : néphrolithiase dans le bassinet ou l'infundibulum, ou bien pyonéphrose calculeuse, ou bien obstruction de l'uretère.

26 novembre. — Pendant la semaine précédente, il y a eu davantage de pus dans les urines, indiquant que le contenu de la pyonéphrose a été évacué à travers l'uretère. Examen sous anesthésie montra que la tumeur avait disparu.

Opération à l'hôpital allemand. Anesthésie à l'éther : le malade fut placé sur le côté droit avec un coussin sous les lombes. Une incision fut faite depuis l'angle de la douzième côte, 6 pouces en bas et en avant, jusqu'en dedans, 1 pouce au-dessus et en avant de la crête iliaque, le sujet était bien musclé. Après avoir divisé le *fascia transversalis* et enlevé une couche de tissu adipeux, la capsule adipeuse du rein fut mise à découvert : elle était si adhérente à la surface du rein que, lorsque celui-ci fut enlevé, la capsule fibreuse fut attirée avec lui. La surface à découvert du rein n'était pas brillante mais veloutée et rouge : elle était nodulée, chaque nodule formant une saillie plane d'environ 2 centimètres de diamètre, chaque saillie était compressible et ressemblait à un calice dilaté. Le rein avait une forme normale d'environ 9 centimètres de longueur, 4 de large et environ 3 d'épaisseur.

Sur un point, on apercevait un kyste, de la grosseur d'un pois, contenant un liquide jaunâtre et clair ; après excision d'un morceau de la substance rénale pour examen microscopique, la cavité dilatée

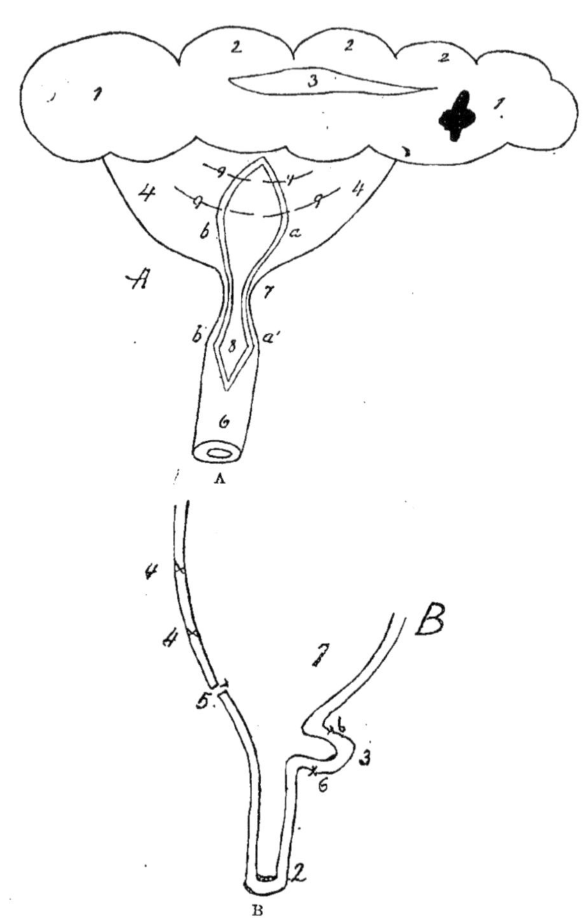

Fig. 3.

A. Rein multiloculaire, bassinet dilaté, uretère avec rétrécissement à son extrémité supérieure. — 1. rein ; 2. loge correspondant aux calices dilatés ; 3. incision de la néphrotomie ; 4. bassinet dilaté ; 5. ouverture sur la face postérieure du bassinet; 6. uretère au-dessous du rétrécissement ; 7. rétrécissement: 8. ouverture de l'uretère au-dessous du rétrécissement rejoignant l'incision pyétique ; 9. sutures fermant la moitié supérieure de la plaie du bassinet; *a* et *a'*, *b* et *b'* : points de l'incision de l'uretère et du bassinet à réunir par des sutures après avoir plié l'uretère au niveau du rétrécissement.

B. Bassinet, uretère après réunion par les sutures. — 1. bassinet; 2. uretère; 3. plicature de l'uretère au niveau du rétrécissement ; 4. suture de la pyélotomie ; 5. plan de suture entre les points *a a'*, *b b'* ; 6 6' sutures additionnelles destinées à fermer les bords du pli formé par le rétrécissement *a a' b b'*.

du bassinet et des calices fut ouverte et un jet d'urine teintée de pus sortit par la plaie. L'incision le long du bord convexe du rein fut agrandie au thermo-Paquelin.

L'exploration digitale révéla que les saillies globulaires étaient les calices dilatés qui communiquaient avec les bassinets formant une cavité commune. Quelques-uns des calices avaient des ouvertures assez larges pour admettre l'extrémité du doigt, les autres avaient des orifices qui pouvaient admettre une sonde urétrale n° 10.

On n'apercevait aucun petit abcès sur la surface du rein ou sur la substance incisée. Les saillies étaient maintenant affaissées, mais il existait une quantité raisonnable de substance rénale, particuliè- rement dans la partie inférieure.

L'index gauche fut introduit à travers la plaie dans le rein, jusqu'au bassinet qui avait une longueur de 7 centimètres et 4 centimètres de profondeur. La paroi était lisse, il n'y avait ni pierres, ni graviers. On ne put, ni par la palpation digitale, ni par une sonde ou un cathéter, découvrir quelque chose ressemblant à un orifice urétéral.

Le rein fut alors attiré en haut, sur le rebord de la douzième côte, de telle sorte que sa surface antérieure était dirigée en haut et vers la ligne médiane, et sa surface postérieure en arrière et en bas, mettant ainsi à découvert la surface postérieure de la moitié ure- térale dilatée du bassinet; une incision longitudinale d'un pouce de longueur fut faite sur le bassinet, et les bords attirés de chaque côté par des écarteurs. La muqueuse du bassinet semblait rouge et enflammée, mais on ne put voir ni trouver aucune ouverture urétérale.

La plaie extérieure fut alors prolongée en bas sur une longueur de un pouce et demi à, en dedans, un pouce de l'épine iliaque antéro supérieure. L'uretère se présenta alors comme un cordon non dilaté, son extrémité supérieure était, sur un demi-pouce de long enfoncé dans du tissu cicatriciel.

Une incision longitudinale de 1 centimètre fut faite sur la moitié de l'uretère, ou trois quarts de pouce au-dessous de l'ouverture dans le bassinet.

Une petite sonde métallique introduite dans l'uretère à travers cette incision, descendit 'librement sur une longueur de 6 pouces. En passant cependant à la partie supérieure, on rencontra un rétrécissement juste au-dessous du point d'entrée de l'uretère dans le bassinet. L'uretère était adhérent en ce point au tissu graisseux environnant, les adhérences furent détachées. avec le manche du bistouri, et le rétrécissement ouvert par une incision longitudinale sur une sonde cannelée comme conducteur. Le rétrécissement ouvert fut reconnu avoir 1 centimètre de long.

Le restant de l'uretère fut exploré avec une bougie française qui descendit 4 à 5 pouces, mais qui fut ensuite retenue par l'uretère, il n'y avait pas de resserement atrophique étendu de l'uretère. Une sonde cannelée, fine, ou une petite bougie put cependant être passée sans difficulté dans la vessie.

La perméabilité de l'uretère fut rétablie en réunissant la paroi de l'uretère au-dessous du rétrécissement à la paroi du bassinet, laissant de côté le rétrécissement, qui forma ainsi une boucle comme le montre la figure 3.

Ce procédé ressemblait à l'opération de Heinecke Mikuliez sur le pylore. La partie supérieure de la plaie du bassinet fut fermée par des sutures, on ne laissa pas de bougies dans l'uretère. La plaie fut drainée par un gros tube placé dans la plaie rénale, remontant sur une longueur de 3 pouces vers le pôle supérieur du rein. Un drain plus petit fut placé en bas, vers le bassinet et l'uretère. Des mèches de gaze furent entassées au tourde la surface antérieure et postérieure du rein et le long de l'uretère, sur une longueur de 5 pouces.

Les muscles sectionnés de la paroi abdominale furent alors réunis, à l'exception des 3 pouces inférieurs qui furent garnis avec de la gaze. La plaie extérieure fut réunie par des sutures et pansée comme à l'ordinaire. L'opération dura deux heures. Le malade était faible à la fin de l'opération, pouls 130; douleurs vives le long du trajet de l'uretère. Les jours suivants, les urines ne conteuaient pas de sang. La plaie fut pansée quotidiennement et les pansements étaient souillés de [tout au plus 5 onces d'urine (la quantité fut déterminée par la différence du poids du pansement avant son application et après son .ablation). Le malade se rétablit progressivement, la douleur diminua et la quantité d'urine dans les pansements s'abaissa.

Du 29 novembre au 31, on trouva du sang dans l'urine, ce qui montra que l'uretère était perméable depuis le troisième jour après l'opération.

19 décembre.— On enlève la moitié du drain, et le jour suivant le restant.

3 janvier 1893. — La plaie est fermée, le malade se porte bien et se trouve fort, ne souffre plus et peut se promener tout le jour.

On ne sent pas de tumeur, la pression dans la région rénale est indolorie, l'urine est de quantité normale = 46 onces, et à l'examen microscopique du sédiment, quelques cellules de pus. Pas trace d'albumine, le malade croit qu'il a engraissé et se trouve bien mieux qu'avant l'opération (14 novembre).

Pendant que la tumeur existait et que la température était élevée, la quantité d'urine pour les vingt-quatre heures était de 18 onces.

Après la disparition de la tumeur, 14 et 18 novembre, la température tombe à la normale, et la quantité d'urine augmente jusqu'à 34 onces le 19 novembre et jusqu'à 32 le 20 novembre.

Le soir de l'opération, le malade urina 18 onces, et le 27, c'est-à-dire le lendemain, 36 onces, le 28 novembre 32 et, depuis cette époque, la quantité d'urine émise fut en moyenne 30 onces par jour.

OBSERVATION VI

(Weller Van Hook[1].)

Fièvre typhoïde chez un enfant de dix-neuf ans. Pyoné-phrose consécutive. — Uretéro-pyélonéostomie puis néphrectomie.

Le Dr A.-E. Halstead, dans la pratique duquel ce cas se présenta, me pria de l'examiner avec lui.

[1] Weller von Hock, *Journal of the American Association*, 1893.

A la suite de la création d'une fistule sur la paroi abdominale
par la néphrotomie, la tumeur avait laissé écouler une grande quantité d'urine. Comme la fistule était devenue permanente, j'entrepris,
sur l'invitation du Dr Halstead, une opération dans le but de rétablir le cours normal de l'urine.

Je fis une incision telle que la pratiquent généralement Küster
et d'autres, commençant à 2 pouces de la ligne médiane postérieure, se dirigeant en bas, presque rectiligne dans l'étendue de
1 pouce et demi, puis se recourbant en avant vers les épines iliaque
antérieure et supérieure.

Aussitôt le fascia lombaire antérieur incisé, l'uretère fut trouvé
sans difficulté. Plus petit que d'ordinaire, il semblait atrophié. Le
rein, dilaté par suite de l'occlusion partielle de la fistule abdominale, pouvait être facilement senti à sa place normale.

Après l'ouverture de la poche rénale le liquide s'étant écoulé en
partie, le doigt put être facilement introduit dans le bassinet, mais
ne sentit pas de calcul. Je fis alors une uretérotomie et passai une
sonde dans le bout supérieur de l'uretère à la rencontre du doigt ;
mais interposé entre le doigt et la sonde, je pus distinctement sentir
un pli muqueux valvulaire. D'où la conclusion que cette valvule
représentait l'obstacle qui s'opposait au cours normal de l'urine ;
je procédai à la résection suivant la méthode de Küster. Je
réussis à implanter l'uretère dans la poche rénale, comme il avait
fait.

Je crus alors devoir explorer l'uretère dans la direction de la
vessie. Passant une sonde dans le conduit, je trouvai l'uretère à
une courte distance complètement fermé, et une investigation
minutieuse me démontra que sa lumière était oblitérée sur une
longueur de plusieurs pouces. Dans ces conditions, il n'y avait plus
qu'à extirper le rein, la guérison suivit.

Et l'auteur ajoute : « Ce cas, comme celui de Küster, démontre
pleinement la possibilité de cette opération (la résection de l'uretère), et je conclus que les reins ne devaient pas être extirpés pour
une simple obstruction de l'infundibulum. »

OBSERVATION VII

(Dr K. Cramer [1] rapporte une opération de Bardenheuer.)

Uretéro-pyélonéostomie

H..., âgé de quarante-neuf ans.

Il y a quatre ans, cet homme ressentait de vives douleurs dans le flanc droit ; huit jours avant son entrée à l'hôpital, après un violent effort qu'il fit pour retenir une pièce de charpente, il res- sentit une vive douleur dans le flanc droit et vit survenir une tuméfaction.

A l'entrée, la paroi abdominale droite, tout entière, forme une voussure allant en avant jusqu'à la ligne médiane et en arrière jusqu'au rachis. Dans cette région, matité absolue, qui ne change pas par déplacement du malade.

Le gros intestin est en avant de la tumeur ; pas de fièvre, urine acide, peu d'albumine.

24 mars 1893. — Opération, narcose chloroformique. Bardenheuer aborde la tumeur par la voie lombaire. La ponction de la tumeur donne 4 litres environ de liquide brunâtre très fluide. On constate facilement l'existence du tissu rénal, la configuration des calices. L'uretère cheminé sur la paroi antérieure de la poche hydronéphrétique et sur presque 5 centimètres de long dans la paroi même.

L'uretère n'est pas dilaté. il est d'épaisseur normale, du volume d'un hystéromètre ordinaire. L'uretère est sectionné transversalement, et suture à une incision faite à la paroi inférieure du sac hydronéphrotique. Les lèvres du sac sont alors suturées à la peau.

Tamponnement de la cavité.

Dans les premiers jours, l'urine va de 500 à 1020 grammes. Dans la première semaine, la température ne dépasse pas 38°,5. Le

---

[1] Dr Cramer, du Traitement conservateur de l'hydronéphrose *(Centralblatt für Chirurgie*, XXI, p. 47, 1894).

pansement était fait deux fois par jour, chaque fois il était souillé d'urine.

La cavité se fermait d'une façon très rapide, et l'on tamponnait chaque fois avec une quantité de gaze de moins en moins grande.

Trois semaines après l'opération, mictions normales, urines claires.

19 juillet. — Cicatrisation parfaite, il reste une petite fistule d'où s'écoule un liquide clair, de réaction alcaline. Le malade sort.

Septembre 1894. — Malade va bien. L'urine normale en qualité et en quantité. On n'a pas à redouter de récidive. Il persiste encore une fistule, qui est pansée tous les huit jours et donne très peu : peut-être provient-elle d'un fil à ligature.

OBSERVATION VIII

(Dr Cramer [1]. Opération de Bardenheuer.)

Section d'un éperon pyélorénal.

Femme de quarante-cinq ans.

Il y a dix-huit ans, réduction manuelle d'une rétroversion utérine. Fin décembre 1893, fièvre élevée, douleur dans le côté droit, entre dans le service.

Urine albumineuse, acide, avec globules blancs.

En janvier, fièvre tombe. Selles fréquentes.

26 janvier. — Pas de fièvre, pouls régulier. Dans la région lombo-hypogastrique droite, sous le foie, on constate, dans une région grande comme la main, de la matité avec douleur à la pression.

Urine purulente et albumineuse, un seul jour, l'urine a été claire.

Douleurs plus vives dans le côté droit. L'utérus en rétroversion est facilement réduit. On constate une bride attirant l'utérus à gauche. Ovaire droit augmenté de volume.

[1] Cramer, *loco citato.*

28 janvier.— Opération. Bardenheuer aborde la tumeur par une incision lombaire.

Le rein a au moins trois fois le volume ordinaire, on le fend, il s'écoule du pus épais. L'uretère est sectionné sur la face, regardant le sac jusqu'au point le plus déclive.

On suture la paroi de l'uretère à celle du sac, de façon à ce que le liquide s'écoule au point le plus déclive.

L'uretère n'étant ni dilaté, ni épaissi, on place dans l'uretère un petit drain, on fait quelques points de suture sur le rein, et ce qui reste de la cavité kystique est suturé à la paroi, de façon à pouvoir tamponner le fond de la pyonéphrose.

On ne trouve pas de bacilles de Koch.

Pendant les premiers jours, pas de température. Urine trouble, très purulente, acide le plus souvent.

16 février. — La paroi rénale est détachée, les lèvres de la section sont ravivées et suturées, de sorte que l'urine ne peut plus s'écouler au dehors.

Dans les jours suivants, le soir, oscillation thermique. La semaine suivante la cavité, qui pendant l'opération du 16 avait été tamponnée, se ferme rapidement. Le 20 mars 1894, on ouvre un abcès que l'on draine, et qui était probablement périnéphrétique. Les urines augmentent dans la semaine suivante de 800 à 1600. Tantôt urine purulente, tantôt urine limpide.

21 avril 1894. — On propose à la malade une nouvelle intervention pour cet abcès, elle la refuse.

Persistance d'une fistule laissant sourdre un pus épais. Le rein opéré ne peut être senti à la palpation et ne grossit donc plus. L'urine est le plus souvent limpide sans pus, de temps à autre on trouve des globules blancs. La malade va bien, se plaint souvent du côté gauche non opéré.

Elle sort le 6 juin : cœur, poumon, rien d'anormal. La plaie opératoire est fermée, sauf une petite fistulette sécrétant un peu. La malade quitte malgré nous l'hôpital, où elle était restée plusieurs semaines sans douleurs.

Observation II (Israël [1]).

Pyeloplication.

Il s'agit d'une femme de trente-neuf ans, qui depuis six mois éprouvait chaque semaine, presque à jour fixe, de vives douleurs dans la région rénale gauche ; je résolus d'employer une nouvelle méthode opératoire.

Le pôle inférieur du rein, libéré par une incision transversale, se trouvait à deux travers de doigt et demi au-dessous du rebord costal. L'adhérence très solide avec la capsule cellulo-adipeuse rendait très difficile l'arrachement du rein plus allongé que de coutume, il était malaisé de l'attirer au dehors de la plaie.

Le bassinet était gros comme une pomme de moyen volume, la partie médiane en était beaucoup plus bombée que la paroi latérale. Grâce à cette irrégularité des parois, le sommet du bassinet et la portion initiale de l'uretère, au lieu d'être dirigés en dessous, regardaient directement en arrière, de telle sorte que l'uretère débouchait au-dessus du fond du bassinet, pour ainsi dire sur sa partie latérale. De là l'uretère, au lieu de se diriger comme d'habitude directement en bas, allait d'abord de bas en haut, pour devenir ensuite vertical en décrivant un nouveau coude.

Cette coudure persistait, alors qu'on cherchait à la corriger en relevant fortement le rein. Il était clair que, de cette façon, l'urine ne pouvait s'écouler complètement, tant qu'on ne réussirait pas à placer la portion initiale de l'uretère au point inférieur du bassinet et à transformer sa direction en une ligne directement descendante.

J'ai essayé de parvenir à ce résultat en raccourcissant la paroi médiane au moyen de plissement de la paroi, à l'aide de sutures convenables amenant le rétrécissement de la poche. Tout d'abord, j'incisai le bassinet sur le milieu de sa paroi inférieure et je m'assurai avec le doigt qu'il n'existait aucun calcul, aucune valvule à

[1] *Deutsche medicin. Wochenschrift*, XXII, 22, 1893.

l'orifice uretéral, et qu'il existait bien véritablement une dilatation.

Alors je fermai cette incision par une suture à la Lembert comme on le fait pour l'intestin, et, par-dessus, je suturai la paroi en plusieurs segments, chaque segment s'éloignant davantage de la ligne d'incision, j'obtins finalement un double résultat, diminution de la cavité, raccourcissement de la paroi. Par ce moyen, la portion initiale de l'uretère, au lieu d'aller latéralement, gagne le point le plus bas du bassinet sur sa ligne médiane. Pour fixer alors dans une situation normale l'abouchement de l'uretère en haut et en arrière, je fis de nouvelles sutures dans le sens de la plus grande longueur de la ligne médiane.

Le bassinet ressemblait alors à un cône de la pointe duquel l'uretère sortait, se dirigeant directement en bas sans coudure en haut.

Pour prendre toute précaution contre la production d'une coudure uretérale à son extrémité supérieure, le rein fut fixé à la paroi postérieure de la paroi abdominale, fortement attiré en haut, et suspendu à la douzième côte par des sutures au catgut, qui traversaient le parenchyme.

Le résultat fut une guérison qui persiste depuis plus d'une année et la clarification de l'urine autrefois trouble par catarrhe du bassinet, aussi je propose de donner à cette opération le nom de pyéloplication, analogue à la gastroplication utilisée dans la dilatation de l'estomac.

OBSERVATION X (Israël[1]).
Section d'une valvule.

Un enfant de onze ans avait été atteint quatre ans auparavant d'une scarlatine, et depuis deux ans souffrait de violents accès de coliques néphrétiques, qui se présentaient à intervalles de cinq à six semaines avec intensité progressivement croissante, avec accom-

---

[1] Israel, *loco citato,*

pagnement de nausées, vomissements, fièvre ayant duré cinq jours, augmentation sûrement constatée du rein pendant l'accès. L'urine habituellement trouble, du fait de la pyélite, devenait claire au moment de l'accès.

A l'opération, on trouva un rein ayant doublé de volume avec un bassinet dilaté comme une petite pomme. Comme dans le cas précédent, cette dilatation s'était effectuée de telle façon que la paroi postérieure était beaucoup plus dilatée et sinueuse que la paroi antérieure; la pointe du bassinet, continuée par l'uretère, occupait le milieu de la hauteur, de sorte que l'uretère se trouvait au-dessus du point le plus déclive du bassinet. De là l'uretère ne suivait pas sa direction normale, mais il courait d'abord en haut et vers la ligne médiane et décrivait ensuite une dernière courbe dans la direction descendante. Il était fixé à la paroi du bassinet dans cette situation tortueuse par des adhérences conjonctives, après l'incision desquelles il revenait dans sa position défectueuse.

Après une incision de 2 centimètres sur la paroi postérieure du bassinet, on trouva comme obstacle à l'écoulement une forte valvule formée dans la partie postérieure de l'embouchure uretérale, et qui présentait une muqueuse infiltrée et vasculaire. Avec le doigt, on constate une dilatation considérable des calices, dont quelques-uns atteignent la capsule.

La valvule est incisée dans son milieu sur une longueur de 12 millimètres, les deux lèvres sont écartées l'une de l'autre et, dans l'angle de la section, la muqueuse de l'uretère est suturée à celle du bassinet avec du catgut. En même temps, sur chacune des deux moitiés de la valvule, la muqueuse uretérale fut suturée à celle du bassinet par trois points au catgut.

Par cette petite autoplastie, la valvule était non seulement aplanie, mais aussi la direction normale de l'uretère était corrigée en tant qu'il descendait directement en bas, sans décrire de courbe en haut.

Le rein replacé, le bassinet resta ouvert comme soupape de sûreté, j'y mis un drain.

Le malade n'a jamais repris de crise et a pris de l'embonpoint d'une façon étonnante.

OBSERVATION XI (Dr Fenger [1]).

Uretéroplastie.

Dans des cas d'hydronéphrose ou de pyonéphrose, il n'est pas rare de rencontrer des valvules semi-lunaires relativement étroites ou minces, qui sont insérées horizontalement dans l'uretère; elles s'ouvrent en haut et exercent la même action mécanique que les valvules des veines ; elles empêchent le passage du liquide à travers l'uretère, dans la direction du bassinet vers la vessie.

Ces valvules sont simples ou multiples, on en trouve quelquefois deux ou trois dans l'uretère. Elles forment un obstacle croissant à l'excrétion de l'urine, et provoquent une dilatation de l'uretère au-dessus et près de la valvule, de sorte qu'un uretère présentera autant d'anfractuosités et de rétrécissements qu'il possède de valvules. Il est évident que de petits calculs rénaux seraient arrêtés par ces valvules.

Fenger a eu l'occasion d'opérer un cas de ces valvules.

Il s'agit d'une femme de trente-deux ans. Son histoire, brièvement racontée, est la suivante : En 1880, à l'âge de dix-sept ans, rein mobile droit probablement d'origine traumatique ; des coliques néphrétiques intermittentes, aggravées à la suite de la première grossesse, en 1885, disparaissant pendant huit ans, puis revenant en 1893 à la suite d'une fausse couche, deviennent constantes. Pyonéphrose avec tumeur dans la région rénale droite.

Opération le 6 août 1895; incision lombaire de 22 centimètres de largeur. Ouverture du bassinet. Pas de calculs dans le bassinet.

Dans l'uretère, à 5 centimètres au-dessous du hile, on sent une grosse masse nodulaire.

En pressant de bas en haut sur l'uretère dilaté, on évacue

[1] Dr Fenger, Opération d'un rétrécissement valvulaire de l'uretère *(American journal of med. sciences,* décembre, p. 667, 1896). Résumé de l'observation *(Annales des maladies des organes génito-urinaires).* (L'observation *in extenso* n'a pu me parvenir en temps utile.)

quelques calculs par l'ouverture du bassinet. Une bougie introduite dans l'uretère par le bassinet est arrêtée à une distance de
6 centimètres; par la palpation, on trouve à cet endroit un léger
renflement, on pratique sur une sonde cannelée une incision
longue de 1 centimètre à travers le rétrécissement valvulaire

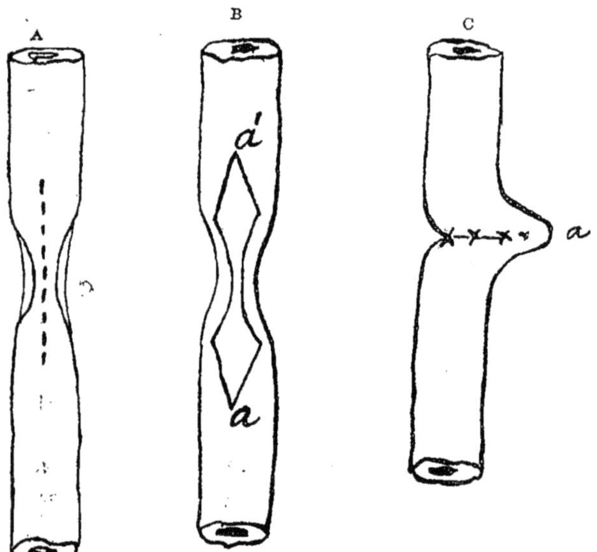

Fig. 4. — Procédé de Fenger pour les rétrécissements de l'urètre
dans la portion extra-péritonéale.

A. Uretère montrant le rétrécissement et la ligne d'incision.

B. Ouverture à travers le rétrécissement, le dépassant en haut et en
bas. *a a'* points à réunir par la suture.

C. Uretère après suture; *a* plicature de l'uretère au niveau du rétrécissement.

transversal : une bougie passe alors facilement jusque dans la vessie.
On incise alors avec des ciseaux la valvule, tout en laissant
intactes les couches musculeuses et muqueuses de l'uretère.

Fenger ferme ensuite l'incision urétrale d'après son procédé
plastique et laisse une bougie à demeure dans l'uretère. L'incision

du bassinet reste ouverte. L'exploration digitale du bassinet fait découvrir un petit calcul qu'on extrait facilement. Il est inutile de faire la néphrolithotomie, drainage et tamponnement de la plaie. Les suites de l'opération furent excellentes. La plaie s'est fermée dans six semaines, pas de fistules. La malade se porte très bien sept mois après l'intervention.

OBSERVATION XII

(Enderlen [1], observation d'Elferich.)

Anastomose latérale.

Fille de vingt-cinq ans. Tumeur occupant l'hypocondre gauche, datant de trois mois environ. Depuis huit semaines a eu, à des époques indéterminées, dans le côté gauche, des douleurs aiguës et vives se terminant, le plus souvent, par des vomissements.

L'abdomen à gauche et l'espace costo-iliaque sont bombés. En avant, la tumeur va jusqu'au nombril ; elle est à peu près lisse et se laisse déplacer vers la ligne médiane. Fluctuation très nette ; l'intestin passe au-dessus de la tumeur, sauf au niveau de la ligne axiliaire. L'insufflation du côlon montre qu'il passe en avant de la tumeur. La pression est douloureuse

Le rein droit a été exploré par la palpation, mais paraît normal.

Urine claire, renfermant des traces d'albumine. Pendant tout le temps que la malade a été en observation, on a constaté que le volume de la tumeur était en raison inverse de la quantité de l'urine émise, qui variait entre 800 et 1500 grammes.

Opération le 13 novembre 1895. Incision le long du bord latéral gauche du muscle droit. On s'aperçoit qu'une grande partie de la tumeur est recouverte par le côlon descendant; on fait une incision perpendiculaire à la première et se dirigeant vers la partie postérieure ; le lambeau triangulaire est attiré en bas.

[1] Enderlen, *Deutsche Zeitschrift für Chirurgie*, XLIII, p. 3323, 1896.

Le rein, du volume des deux poings, se laisse alors isoler avec son uretère, situé en avant et sur la ligne médiane. Avant de toucher au rein, on ferme le péritoine au catgut. Il existe de la fluctuation à la partie inférieure du rein. La partie initiale de l'uretère est noueuse, épaissie, mais non dilatée.

On ponctionne le rein et on retire 250 grammes de liquide clair et dans lequel l'examen microscopique ne révèle que des globules rouges isolés. On ouvre ensuite l'hydronéphrose au pôle inférieur par une incision qui se prolonge, jusqu'à l'abouchement de l'uretère, qui laisse passer une sonde fine. On le fend dans sa portion initiale, sans le séparer du bassinet. Le conduit urinaire ainsi fendu est implanté à la portion la plus déclive du bassinet. On place des points de suture intéressant toute l'épaisseur de l'uretère, d'abord sur les côtés, ensuite en avant. Deux sutures au catgut fixent le rein en haut ; deux mèches sont mises à demeure et conduites à la partie postérieure du rein. Suture par étages des parties molles, sauf aux environs du point de sortie des mèches.

Suites opératoires. — On doit faire le pansement tous les jours, celui-ci étant fortement infiltré d'urine. A partir de ce jour, diarrhée invincible : six selles par jour, très fétides. Le pouls est à 100 pulsations, puis à 140 par minute. La nourriture devient de plus en plus difficile. Chose remarquable, la vessie fut toujours trouvée vide. On pensa d'abord à de l'anurie réflexe, puis à l'évacuation de l'urine avec les matières fécales. Une sonde laissée pendant vingt-quatre heures ne donna que quelques gouttes d'urine. La plus haute température fut 36°,7.

Mort neuf jours après l'opération, dans la somnolence alternant avec le délire.

A l'autopsie, on trouve du pus entre le rein et la paroi et dans les calices. Le rein paraît presque détruit ; il mesure 13 cm. 5 de long, 6 cm. 5 de large et 4 d'épaisseur. Le rein droit est réduit à l'état de simple coque; il mesure 12 cm. 5 de long, 7 cm. 5 de large et 6 cm. 5 d'épaisseur. L'uretère, du volume d'une plume d'oie, est, au voisinage du bassinet, oblitéré complètement sur une longueur de 1 centimètre et transformé en cordon fibreux.

Escarres et hémorragies sur toute la partie inférieure de l'ilion et dans toute l'étendue du gros intestin.

OBSERVATION XIII (Dr Arpad G. Gester [1]).

Amélioration de l'ostium uretéral. — Hydronéphrose traumatique. — Néphrotomie puis opération conservatrice sur l'orifice uretéral saillant. — Guérison.

John Walker, fils d'un cultivateur, âgé de neuf ans, fut contusionné du côté droit pendant une promenade en voiture. Durant quatre semaines, hématuries légères persistantes avec quelques intermittences. Les douleurs, très fortes au début, s'atténuèrent par la suite, et, vingt jours après l'accident, l'enfant pouvait quitter le lit. Au début, il y eut de la fièvre. Environ six mois plus tard, on remarqua une tendance à la scoliose avec incurvation du côté gauche. En examinant de plus près, on vit que cela provenait d'une tumeur grosse comme une tête d'enfant occupant l'hypocondre droit. Une ponction évacua 2 litres de liquide ressemblant à de l'urine, et, au commencement de décembre, on lui fit une nouvelle ponction de 1500 grammes.

En janvier 1896, je constatai l'état suivant :

Grosse tumeur fluctuante dans l'hypocondre droit, qu'au palper bimanuel on reconnut être le rein. Au-devant et au-dessous, le côlon se retrouve à la percussion. La ponction donna un liquide clair rappelant la constitution de l'urine. Densité = 1020.

6 février. — Anesthésie chloroforme. Incision lombaire oblique pour découvrir la tumeur. Une fois sur le péritoine, on découvre

---

[1] Arpad Gerster, Einige Beiträge zur Chirurgie der Niere und des ureters *(New-Yorker medicinische Monatschrift*, n° 4, 20 avril 1897). Arpad Gerster a fait une uretéroplastie qu'il a décrite dans l'*American journal of the medical science*, juin 1899, p. 677 ; je n'ai pu me procurer ce numéro.

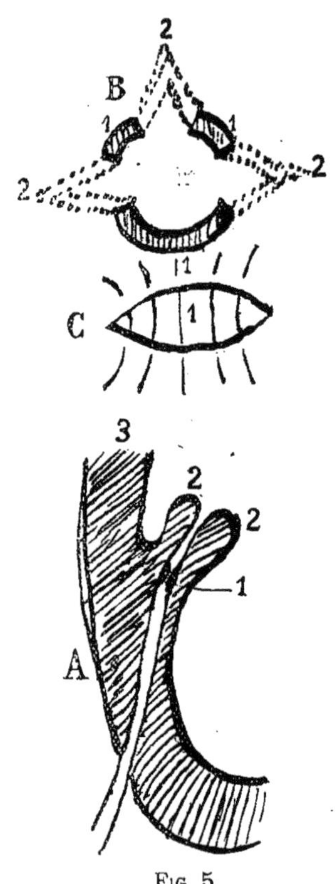

Fig. 5.

A. Uretère et bassinet. — 1. Rétrécissement de l'uretère dans la partie profonde ; 2. bourrelet muqueux circonscrivant l'orifice uretéral et mesurant trois quarts de centimètre de haut ; 3. paroi du bassinet.

B. — 1, 1, 1, bourrelet muqueux ; 2, 2, 2, incisions supérieures et latérales allant jusqu'au rétrécissement.

C. — 1. lambeau de la muqueuse de 2 centimètres reséqué.

l'uretère. Le sac est alors ouvert largement par une incision longitudinale en pleine substance rénale. A la partie postéro-supérieure du sac, on trouvait une languette de substance falciforme, congestionnée, de 1 pouce d'épaisseur dans son plus grand diamètre, vers la face profonde de laquelle on reconnaissait bien les papilles. Rien ne correspondant aux calices.

L'orifice de l'uretère, très anormal, fut facilement découvert; il se trouvait en avant et à environ 3 pouces du point le plus profond du sac dans la situation debout, il ressemblait à un petit bout de sein et s'élevait dans la lumière du sac d'environ 3/4 de centimètre.

La muqueuse uretérale qui le recouvrait était épaisse, très rouge, saignant facilement au moindre contact. Par le cathétérisme dans la partie saillante, on reconnaissait un rétrécissement interne qui cependant cédait à une légère pression de la sonde. On put pousser dans la vessie une sonde de gomme n° 5 de la filière Charrière.

Le pouls du malade commençait à faiblir, on tamponna alors le sac et on le sutura au flanc. Le malade se rétablit promptement : peu de fièvre, la quantité d'urine s'éleva à 800 grammes dans les vingt-quatre heures, en conséquence le rein gauche sécrétait de façon satisfaisante.

6 février. — Nouvelle anesthésie au chloroforme, l'orifice urétéral fut découvert et l'on fit une opération plastique. A droite, à gauche et aussi en haut, le bourrelet muqueux cratériforme fut incisé assez profondément pour que le stricture fût sectionné en trois points. Les angles supérieur et inférieur de la plaie losangique furent réunis par une fine suture au catgut, c'est-à-dire l'incision longitudinale fut réunie transversalement (Fenger).

Enfin, au bord inférieur, un bourrelet muqueux saillant paraissant inutile, on en resèque 3/4 de centimètre.

Au moyen de deux incisions demi-elliptiques, un lambeau est détaché de la muqueuse du bassinet, lambeau mesurant 2 centimètres de long sur 1 de large, cette perte de substance ainsi créée est fermée par cinq points de catgut profonds.

Cette incision aplanissait le bord inférieur de l'orifice urétéral de la façon désirée, et, à la place de la saillie papilliforme, elle formait une petite dépression infundibuliforme de peu de profondeur. Un cathéter en gomme fut placé dans l'uretère, et la plaie fut tamponnée légèrement à la gaze iodoformée.

Réaction faible, mais, pour la première fois, on trouva du sang dans l'urine sortant de la vessie.

9 février. — A la visite du matin, on enlève le cathéter de l'uretère : douleurs vives s'étendant à la vessie et à la pointe de la verge.

9 février. — Ablation du tamponnement, que l'on remplace par un autre tout à fait léger.

16 février. — Suppuration, léger mouvement fébrile, suppression du tamponnement que l'on remplace par deux drains épais en gomme, à l'aide desqnels, trois fois par jour, on fait des lavages borosalycilés. Au début de l'irrigation, on mettait un peu de la solution de bleu de méthyle.

20 février. — On constate, pour la première fois, dans les urines de la vessie, la coloration bleue; jusqu'à la fin de février, le soir légère élévation de température.

1er mars. — La plaie, encore largement ouverte, est fermée par quelques points à la soie passant à travers le parenchyme rénal, de façon à laisser seulement une ouverture pour le gros drain.

Alors l'enfant se remonta à vue d'œil, quitta le lit le 7 mars, et le 15 il rentrait chez lui, avec l'ordre de se faire, chaque jour, des injections dans son sac qui se refermait. Pour se tenir au sec, il se servait habituellement de sacs de mousse épais.

15 avril. — Je reçois quelques renseignements par écrit : fièvre montant jusqu'à 103 degrés Fahrenheit après le départ de New-York, mais cesse bientôt. L'appétit revient et l'enfant prend de l'embonpoint. Il s'écoule un peu d'urine par le drain. L'urine émise chaque jour atteint 1000 à 1200 grammes, elle est acide et contient encore quelques globules de pus.

3 mai. — Le malade vient me voir : il a bonne mine, a engraissé. Dans la fistule lombaire, je trouvais un petit drain qui mouillait peu le pansement. La capacité du bassinet était d'environ 45 grammes.

Dans le bassinet, j'instillai du bleu de méthylène : il parut aussitôt dans l'urine, la proportion normale montra, avec une seule exception, qu'il contenait toujours encore des traces de pus.

Je résolus d'essayer d'enlever le drain.

En juillet, on m'écrivit que la fistule était fermée et que l'enfant était en parfait état.

11 mars 1897. — J'ai vu le malade dont la fistule était rouverte, le bassinet contenant 45 grammes de liquide.

Le passage d'un liquide coloré du bassinet dans la vessie était devenu très long et insuffisant (en conséquence un changement défavorable peut être consécutif à un bon résultat primitif et invite à une nouvelle action).

OBSERVATION XIV (Cramer[1]).

Opération Bardenheuer. Urétéroplastie.

Femme de trente-deux ans. Anamnèse, chlorose et menstruation à douze ans, pas d'affection bronchique. Un enfant. Accouchement avant terme. Depuis six ans, douleurs dans le côté droit, jamais dans le gauche : exacerbation des douleurs après les règles. Sédation fréquente des douleurs. Après son mariage, surtout après son accouchement, les douleurs deviennent plus vives. Urine toujours claire. Une ceinture fut portée sans résultat.

Etat : femme grande, mince, aspect chétif, thorax plat, rien au cœur ni aux poumons. Au-dessous des côtes du côté droit, tumeur rénale mobile, grosse comme deux poings, douleur à la pression. Urines non purulentes, ne contiennent pas de globules blancs, pas de sucre.

Diagnostic : hydronéphrose par rein mobile.

17 février 1896. — Opération narcose chloroformique. Incision en L de Bardenheuer. Après avoir écarté les segments de la paroi

[1] Cramer, Opération pour hydronéphrose *(Centralblatt für Chirurgie*, n° 21, 1897).

abdominale et décortiqué la capsule adipeuse du rein, on trouve
un rein gros, violacé, de 30 centimètres de long. On put facilement
l'attirer et l'examiner. La capsule adipeuse est réclinée sur le bas-

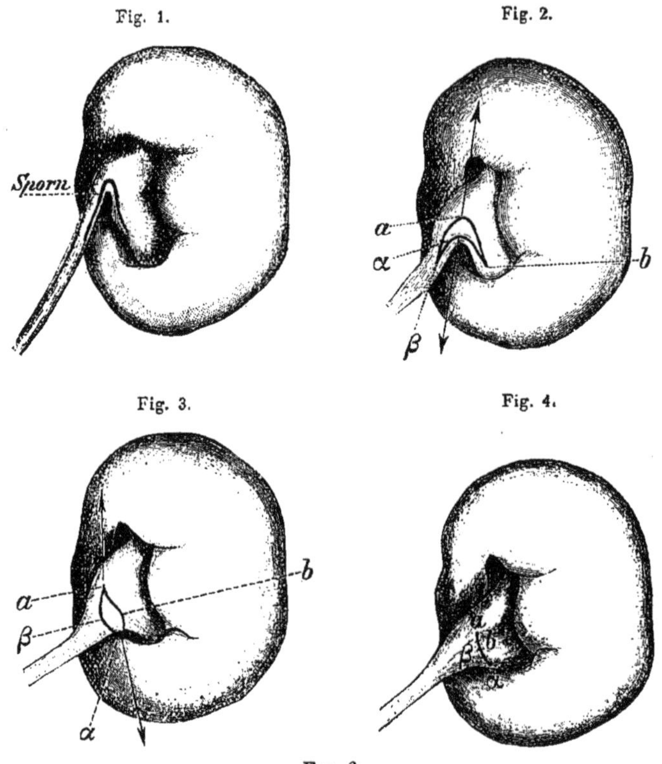

1. Sporn : éperon.
2. β *b*, extrémité de l'incision ; *a a*, points du milieu de la ligne d'incision qui deviendront les points externes de la suture.
3. Id.
4. Id.

sinet vers l'uretère. Le bassinet est dilaté. On remarque dans le
bassinet un pli formant un angle rentrant entre la paroi du bassinet et de l'uretère. Dans le bassinet dilaté, o commence à travers

l'épais tissu une incision qui remonte jusqu'au coude, pour se perdre ensuite sur la face de l'uretère regardant le rein.

Comme dans l'opération de Heineke-Mickulicz pour les sténoses pyloriques, les deux lèvres de la plaie sont écartées l'une de l'autre au moyen d'écarteurs, et suturées de façon à faire une incision verticale. Ce procédé se comprend mieux par l'examen de la figure ci-contre.

Après cela, on détache le péritoine pariétal de la paroi postérieure de l'abdomen, et l'on forme une sorte de cavité pour loger le rein, qui fit remonter d'après le procédé habituel derrière le foie, sous les côtes, et on la fixa avec des fils de catgut passés à travers le pôle inférieur, à la douzième côte. La capsule adipeuse fut alors fixée sous le pôle inférieur du rein, formant comme un diaphragme autour du bassinet, et on la suture au bord de la plaie.

Mèches iodoformées, suture étagée de la paroi. Suites simples, deuxième jour, légère élévation de température; les deuxième, troisième et quatrième jours, urine dans le pansement. Ablation de mèches iodoformées faisant office de drains.

En quatre semaines, cicatrisation. Urines limpides, acides, sans pus.

Depuis cette opération à la date d'avril 1896, la malade ne souffre plus, les coliques néphrétiques, autrefois presque quotidiennes, survenant après l'augmentation de volume du rein, ne se sont pas reproduites.

OBSERVATION XV *(Dr Bazy [1]).*

Hydronéphrose par coudure de l'uretère .
Uretéro-pyélonéostomie. — Guérison.

M. de P..., quarante ans, vient me consulter, le 10 juillet 1896, pour une tumeur dans le flanc gauche.

[1] Bazy, Contribution à l'étude de la chirurgie de l'uretère *(Revue de chirurgie*, 1897).

Au dire du malade, cette tumeur daterait des premiers jours de juin.

A la suite de fatigues, de fièvre, qui l'auraient obligé à s'arrêter à Fontainebleau et à avoir recours à un médecin, qui aurait donné une purgation, il se serait aperçu d'une grosseur dans le flanc gauche. « Il lui semblait que les côtes descendaient plus bas de ce côté que de l'autre. »

Il rentre à Besançon, où son médecin constate une tumeur probablement du rein gauche et conseille de consulter un chirurgien. Il vient alors à Paris.

Le malade est assez maigre, quoique bien portant ; cette maigreur permet de très bien percevoir la tumeur, qui fait dans le flanc, mais surtout sur la paroi antérieure de l'abdomen, à gauche de l'ombilic et au-dessous des fausses côtes, une saillie du volume d'une moitié d'un gros citron ; la partie non apparente est beaucoup plus volumineuse.

Cette tumeur est mobile, fluctuante, non douloureuse à la pression, mate, avec cependant, vers son côté interne, une zone de sonorité, comme si l'intestin passait au-édevant d'elle dans ce point.

Cette matité est séparée de celle du foie par une zone de sonorité.

La palpation permet de constater les signes suivants :

La tumeur est régulière, arrondie, se perdant dans l'intérieur du ventre.

Elle est séparée, en haut, du foie et des fausses côtes, par une dépression et la zone de sonorité dont je viens de parler ; en dedans elle déborde un peu la ligne médiane, en bas, elle descend dans la fosse iliaque, sur laquelle elle empiète un peu ; elle occupe manifestement tout le flanc gauche, car une main passée dans l'espace costo-iliaque la sent et la mobilise en avant.

Elle paraît moins fluctuante en arrière qu'en avant. Cette tumeur offre tous les caractères d'une hydronéphrose du rein gauche.

Je recherche alors dans les antécédents ; mais il m'est impossible de trouver rien qui puisse faire penser à un rein mobile ou à une hydronéphrose intermittente. Jamais de douleurs vives, jamais de débâcle urinaire, les urines sont limpides et l'ont toujours

été, il n'y a jamais eu ni sang ni pus dans les urines, jamais de gra-
velle.

En l'interrogeant bien et en poussant à fond les questions, il me
dit, au point de vue du début, que, dès la fin de l'été précédent, il
avait remarqué qu'il ne pouvait boutonner aussi facilement son
pantalon ; de plus que, depuis très longtemps, il éprouvait de loin
en loin quelque douleurs dans le flanc gauche, en particulier quand
il était secoué et notamment quand il était à cheval. Cette douleur
même le forçait à descendre de cheval, ce qui avait entravé sa car-
rière.

Ces renseignements me paraissent insuffisants pour permettre
d'affirmer l'hydronéphrose ; néanmoins, c'était à elle que je son-
geais, tout en faisant quelques réserves. Dans les jours qui suivent
mon premier examen, ce diagnostic me paraît confirmé par la rapide augmentation de la tumeur, visible pour tout le monde et qui
ne me paraissait compatible qu'avec l'idée d'une hydronéphrose ;
le diagnostic de la pyonéphrose me paraissait devoir être écarté,
en raison de l'absence de tous phénomènes généraux et locaux de
suppuration.

Ce diagnostic n'étant pas ferme, je demandai l'avis de mon collègue et ami Ch. Nélaton, qui, après avoir examiné longuement et
attentivement le malade et pesé tous les arguments, se rangea à mon
avis, tout en penchant plutôt vers l'idée d'un néoplasme.

Quoi qu'il en soit, il fut convenu qu'il fallait intervenir, et intervenir par la laparotomie.

Pensant toujours à une hydronéphrose et à la possibilité de conserver le rein, étant donné le peu d'ancienneté de la lésion, je fis
préparer tout ce qu'il fallait pour aboucher l'uretère au bassinet
dans une meilleure position que celle qu'il avait et qui avait per-
mis le développement de l'hydronéphrose.

Opération le lundi, 27 juillet, avec le précieux concours de mon
collègue et ami Ch. Nélaton et de mes internes Ravanier et Ba-
tigne.

Incision médiane de 12 centimètres environ, dont le milieu ré-
pond à l'ombilic qui est réséqué.

L'abdomen ouvert, je passe au travers du mésentère, et déjà

nous voyons la tumeur d'aspect bleu noirâtre ; le mésentère est incisé et deux ou trois pinces placées sur des petites veines. La tumeur est ponctionnée : il s'en écoule un liquide un peu trouble et de couleur café. Nous en retirons environ 1 litre, dont l'analyse nous a fourni les résultats suivants, que je dois à l'obligeance de mon interne en pharmacie, M. Rué.

D. = 1008. Réaction acide. Couleur jaune devenant brune à la lumière. Dépôt très abondant. Sucre, néant. Albumine, 1 gr. 20 par litre. Urée, 7 gr. 20. Acide urique, traces. Acide phosphorique, 1 gr. 23 par litre. Chlorure, 5 gr. 40.

Examen microscopique : globules rouges plus ou moins altérés, leucocytes à l'état granulo-graisseux ; quelques cellules du rein, blocs graisseux réguliers et irréguliers et cylindres granulo-graisseux.

Il est intéressant de rapprocher cette analyse de celle faite par M. Leclerc, pharmacien, le 21 juillet, six jours avant l'opération.

D. = 1010. Réaction acide. Couleur jaune clair ; dépôt nul. Albumine, néant. Sucre, néant. Pigments biliaires, néant. Urée, 16 gr. 453. Acide urique, 0 gr. 60. Acide phosphorique, 1 gr. 19. Chlorures, 6 gr. 70. Sels minéraux, 10 gr. 70. Extrait sec, 27 grammes.

Examen microscopique : rares débris d'épithélium. Après l'opération, nous avons de nouveau interrogé notre malade pour savoir s'il avait jamais rendu de l'urine plus ou moins teintée en brun, plus ou moins café ; jamais il n'en a rendu.

On peut donc dire que jamais il n'a eu un seul signe de l'hydronéphrose intermittente, et comme la couleur du liquide indiquait une hémorragie de date assez ancienne, il s'ensuit que cette hydronéphrose était définitivement formée au point de vue clinique; car au point de vue anatomique, nous allons voir qu'elle ne l'était pas.

Le liquide évacué, j'incise le bassinet verticalement, et nous pouvons regarder dans l'intérieur de la poche, qui a un aspect rosé un peu foncé, non tomenteux, bien régulier : je cherche le rein, et je le trouve à la partie externe, fortement abaissé et projeté plus en avant et en dehors de sa loge, un peu plus aplati transversalement, mais de dimensions antéro-postérieures augmentées.

Tout compte fait, il nous parut l'équivalent d'un organe sain et je décidai de le conserver.

Je me mis en devoir de chercher l'uretère. Il me fut aisé de trouver son abouchement dans le bassinet, au voisinage de la lèvre interne de mon incision, par conséquent sur la face interne et un peu postérieure de la poche, un peu au-dessous de l'équateur de cette hydronéphrose.

L'orifice avait les dimensions d'une lentille, et l'uretère s'insérait sur cette poche comme un tube de verre sur un flacon, directement, sans former d'entonnoir, mais sans rétrécissement.

Parti de ce point, l'uretère se dirigeait en bas, accolé, mais non adhérent, à la paroi du bassinet, qui le comprimait et qui devait empêcher tout passage du liquide.

Quelle était la cause de cette disposition, comment le bassinet a-t-il pu être empêché de vider son contenu ?

C'est ce qu'il nous a été impossible de déterminer. Nous n'avons pas trouvé de bride ni d'adhérence ayant coudé et oblitéré l'uretère.

Quoi qu'il en soit, l'uretère avait un calibre uniforme, un calibre normal ; le cathétérisme au moyen d'une sonde cannelée se faisait très facilement : du reste, l'absence de dilatation, la régularité du calibre et la direction rectiligne du trajet pouvaient le faire supposer.

J'insiste sur ces points parce qu'ils sont en contradiction avec des particularités que nous verrons tout à l'heure et qui auraient pu, après l'opération, nous faire supposer que l'uretère était bouché.

Cette insertion de l'uretère était defectueuse : il fallait faire l'abouchement dans un autre point.

Je décidai de le faire à 4 centimètres plus bas environ, et sur la face postérieure de la poche.

Pour cela, je continuai l'incision du bassinet en la dirigeant obliquement en bas et en arrière; je réséquai environ 4 centimètres d'uretère, et après l'avoir fendu longitudinalement sur une étendue de 1 centimètre 1/2 environ, pour agrandir l'orifice de communication, je fis des sutures au catgut à point séparé réunissant les deux muqueuses en arrière. Je fis quatre points à la soie pour soutenir ces sutures, mais en prenant la précaution d'éviter qu'elles ne traversent la muqueuse.

Avant de suturer en avant je pris une sonde en caoutchouc n° 12, dont je coupai le bout et je l'introduisis de 10 centimètres environ dans l'uretère ; cette sonde devait traverser la poche et sortir par la plaie abdominale : je la fenêtre dans le trajet de la poche, mais non ailleurs.

Cela fait je continuai la suture de l'uretère au bassinet en avant.

J'achevai, après avoir réséqué une partie de la poche, la suture du bassinet ; je rétrécis ainsi considérablement l'ouverture, qui fut ensuite suturée aux muscles de la paroi abdominale de façon à laisser passer juste la sonde, dont l'autre extrémité, munie d'un ajutage, devait plonger dans un récipient.

Suture de la paroi abdominale par les trois plans habituels : deux en surjet au catgut pour le péritoine et les muscles, un pour la peau au crin de Florence.

Pansement iodoformé.

Le fragment du bassinet réséqué était uniquement composé d'une membrane fibreuse recouverte d'un épithélium simple.

En examinant le bassinet, je fis une constatation qui m'intrigua. Dans deux points, sur une étendue d'un petit haricot, la paroi du bassinet était très amincie et paraissait manquer ; il y avait là une surface déprimée qui avait un aspect comme bleuâtre : on voyait les tissus sous-jacents. Je crois qu'on peut interpréter ce fait en disant que la paroi de la poche s'était éraillée et se serait peut-être rompue, malgré le peu de tension du liquide.

Avant de faire le pansement, nous voulûmes voir si l'uretère fonctionnait bien ; nous fîmes par la sonde une injection boriquée : le liquide reflua bientôt entre cette sonde et les bords de la plaie.

Une sonde introduite dans la vessie ne retire que de l'urine : laissée en place, elle ne coule plus, quoique j'eusse fait une nouvelle injection par la sonde uretérale ; tout le liquide se perdait donc dans le bassinet : ceci aurait pu nous faire craindre que l'uretère ne fût bouché et me fit regretter de n'avoir pas poussé la sonde jusque dans la vessie.

En somme, cette sonde paraissait ne pas fonctionner, et son rôle de protection vis-à-vis des sutures pyélo-uretérales devait être nul.

Les suites immédiates de l'opération furent bonnes tant au point de vue local qu'au point de vue général. Jusqu'au 3 août, rien n'était sorti par la plaie de l'abdomen ; mais le récipient était vide et l'urine avait les caractères qu'elle avait avant l'opération.

3 août. — Je fais le pansement parce que, depuis la veille, il s'est écoulé une grande partie de liquide sanguinolent, couleur café, analogue à celui de l'opération ; il a souillé le pansement et coulé sur les draps.

4 août. — Même écoulement.

5 août. — Ablations des fils. Réunion parfaite. J'enlève la sonde qui est dans l'uretère, je cherche à en mettre une autre, je ne puis y parvenir. Je lave fortement la cavité et je me contente d'y mettre un petit bout de cette sonde.

6 août. — Les urines ont été teintées par un liquide analogue à celui qui était dans le bassinet, ce qui prouve que la communication est établie entre le rein et la vessie. — Grand lavage.

7 août. — L'urine n'est plus teintée : il s'est écoulé peu de liquide par le drain et ce liquide est à peine teinté ; la communication paraît bouchée, mais pas de saillie au niveau du flanc.

8 août. — Urine un peu louche, comme si la communication était rétablie ; grand lavage à l'eau boriquée : le liquide ressort clair, couleur urine. Je remets une sonde n° 14 que je fais aboucher dans un urinal.

10 août. — Le pansement n'a pas été mouillé : il n'a rien coulé dans l'urinal.

2 litres d'urine pendant deux jours.

Je refais le pansement en enlevant la sonde, il s'écoule de l'urine ou un liquide clair, limpide, légèrement coloré en jaune, ressemblant à de l'urine.

Je crois que cela va couler dans l'urinal, mais le lendemain il n'a rien coulé; l'appétit revient.

11 août. — 2 litres d'urine; rien n'est passé par la sonde; appétit comme avant l'opération; les forces reviennent, le malade se lève.

12 août. — Rien n'est sorti par la plaie; je fais une injection de nitrate d'argent au 1/1000, après avoir retiré et nettoyé la sonde, puis je la remets; rien ne sort. Un peu de suppuration sous-cutanée à la partie inférieure de l'incision.

13 août. — Au matin, le malade s'étant levé, il sort par la sonde une grande quantité de liquide blanc crémeux. Cet aspect résulte des réactions du nitrate d'argent sur l'urine. Le malade en est tellement surpris qu'il en a comme une syncope.

État général excellent.

14 août. — Il sort par la sonde du bassinet du liquide trouble blanchâtre; l'urine émise par la verge est claire et limpide.

Jusqu'au 19 août, il sort de l'urine en grande quantité par la sonde.

20 et 21 août. — Il ne sort rien; la région n'est ni gonflée ni douloureuse.

22 août. — Sans cause, le thermomètre monte vers 4 heures à 39°,8 et baisse ensuite progressivement, pour revenir à 8 heures à la normale. Je ne peux pas remettre aussi profondément la sonde qui est sortie.

25 août. — En refaisant le pansement, je trouve la sonde sortie, l'orifice est fermé.

3 septembre. — Le malade quitte la maison de santé en parfait état. Appétit excellent. Pas de douleurs. Depuis qu'il marche, il se rend bien compte, dit-il, du poids qu'il avait à porter avant l'opération.

Examen de l'abdomen. Symétrie parfaite des deux côtés, sonorité dans tous les points.

Examen du rein gauche. Il est vaguement senti; cependant, pour la palpation bimanuelle, il semble que son extrémité inférieure arrive au niveau d'un plan passant par le bord inférieur du thorax. La palpation la plus minutieuse ne permet pas de sentir la moindre augmentation de volume, l'hydronéphrose semble définitivement conjurée.

Le rein aura une tendance à descendre, maintenu qu'il est par son adhérence à la paroi abdominale antérieure.

Urines un peu louches.

Mictions plus abondantes la nuit que le jour.

30 septembre.— Je revois mon opéré : l'urine est encore un peu louche, mais la région rénale n'est nullement douloureuse. C'est avec peine que l'on a, dans la région occupée, il y a encore un mois par le rein, une sensation de résistance indiquant que cet organe occupe ce point. Mon opéré me fait part de la sensation d'allégeance qu'il a depuis l'opération et qui ne s'est pas démentie depuis qu'il est levé. Il est plus fort et a meilleur aspect qu'avant d'être opéré.

J'ai reçu des nouvelles de l'opéré le 15 décembre dernier, avec l'analyse de son urine faite par son pharmacien, que voici :

Volume 1500 centimètres cubes; couleur jaune pâle un peu louche. D. 1014; réaction très faiblement acide; albumine néant; sucre néant ; urée 18,35 par litre, 28, 44 en ving-quatre heures ; acide urique 0,47 par litre, 0,73 par vingt-quatre heures ; acide phosphorique 2,36 par litre, 3,66 en vingt-quatre heures ; chlorure 8,40 par litre, 13,02 en vingt-quatre heures.

Examen microscopique. Dépôt peu abondant, constitué par des phosphates terreux amorphes, avec des cellules épithéliales et un certain nombre de leucocytes.

Il a été examiné par le chirurgien qui l'avait vu avant l'opération « et il a trouvé toutes choses en l'état voulu ».

Le résultat se maintient donc bon et tout fait espérer que cela continuera ainsi.

9 février 1897. — Je revois le malade. L'urine est absolument limpide, elle paraît se troubler de temps en temps par la présence de phosphates ou de carbonates; deux verres d'eau d'Evian suffisent à la clarifier. Le rein se sent à peine sous le rebord costal : il n'est nullement sensible.

Observation XVI (Bazy[1]).

Rein unique. — Anurie.— Pyélotomie.
Urètro-pyélo-néostomie.

M. C... est un homme de quarante-huit ans, que je vois en consultation pour la première fois, avec mon collègue et ami le Dr Talamon, le 13 octobre 1896.

M. C... a uriné pour la dernière fois le 10 octobre au soir ; depuis ce moment, il n'a plus émis une seule goutte d'urine.

Son histoire se résume de la manière suivante :

Il y a six ans, en 1890, il eut des hématuries survenues sans cause appréciable, avec des caillots vermiformes plus ou moins allongés, évidemment moulés dans l'uretère, et sortant sans colique néphrétique.

Vu par deux de nos collègues chirurgiens, il fut déclaré atteint de tumeur du rein, et on lui proposa l'extirpation. Son rein avait été trouvé gros à ce moment.

Il refusa la néphrectomie, encouragé, il faut le dire, dans sa résistance par son médecin, qui acceptait difficilement, malgré les apparences, le diagnostic de néoplasme, et pensait plutôt à de l'hématurie calculeuse. Au fait, après une saison à Evian, qui eut lieu quelques mois après, le malade rendait un calcul rugueux qui, d'après l'analyse faite par M. Yvon, fut reconnu pour être de l'oxolate de chaux. Le diagnostic d'hématurie calculeuse s'imposait donc.

Depuis ce moment, il a uriné du sang à plusieurs reprises et quelquefois très abondamment. Ces hématuries survenaient, tantôt spontanément, sans provocation, tantôt à la suite de fatigue ou de marche ; il souffrait rarement. Il fit une chute sur le rein vers le mois de mai.

Depuis deux ans il était très affecté par la mort d'une personne qu'il affectionnait beaucoup; il était devenu triste.

---

[1] Bazy, *loco citato*.

Il y a trois mois, quoiqu'il eût des hématuries, il se livra en Suisse à des excursions très pénibles et très fatigantes, qui augmentèrent beaucoup la quantité de sang de l'urine ; mais, vers la fin cette excursion l'hématurie cessa et ne reparut plus.

Depuis cette époque il ne s'occupait plus de ses voies urinaires, quand il dut faire appeler le Dr Talamon, le dimanche 11 octobre ; il n'avait pas uriné depuis la veille et n'en avait nulle envie.

Je le vois le mardi soir, 13 octobre ; il y avait donc trois jours qu'il n'avait pas uriné.

Il était couché dans son lit, ne souffrant nullement au niveau des reins, ni au niveau de la vessie.

Celle-ci, percutée avec le plus grand soin, est vide ; de plus, on peut enfoncer sa main profondément derrière le pubis sans sentir la moindre résistance et sans déterminer la plus petite envie d'uriner.

Le rein droit est très nettement senti, sous la forme d'une tumeur globuleuse débordant en bas, de trois à quatre travers de doigt, le rebord des fausses côtes ; il est lisse, uni, à l'extrémité inférieure régulièrement arrondie, sensible, mais non douloureux à la pression.

Le rein gauche n'est nullement senti. Nous remarquons, de plus, en examinant le malade, un furoncle de la face dorsale de la main gauche, un peu au-dessus de l'articulation métatarso-phalangienne du pouce, et un orgelet de la paupière supérieure droite.

Nous ne dissimulons pas à la famille l'ennui que nous cause, en présence d'une intervention possible, l'existence de ces lésions infectieuses.

Nous décidons de faire de la révulsion sur le rein au moyen de cataplasmes sinapisés.

Nous le revoyons, le lendemain, mercredi. Pas une goutte d'urine n'a passé. Les extrémités sont un peu froides. Le pouls est à 56 ; pas de vomissements, pas de douleur.

Nous décidons l'opération pour le lendemain matin, et nous faisons transporter le malade à la maison de santé des frères de Saint-Jean-de-Dieu, où je l'opère avec le concours de mes internes et du Dr Talamon.

Le rein droit était manifestement augmenté de volume et la cause de l'obstruction devait siéger de ce côté ; dans le cas où l'autre rein aurait cessé de fonctionner par action réflexe, en prévision aussi d'un rein unique, nous décidons de faire porter l'intervention de ce côté.

Je fais l'incision que j'ai toujours l'habitude de faire depuis ma première intervention sur le rein pour néphrorraphie, en 1885.

C'est une incision plus ou moins oblique suivant la largeur de l'espace costo-iliaque, qui part de l'angle costo-musculaire et se dirige vers la partie la plus saillante de la crête illiaque, tout en restant à 1 centimètre environ au-dessus d'elle. Cette incision permet, quand on la prolonge de ce point transversalement en avant, de découvrir très facilement le hile du rein, si c'est nécessaire. C'est ce que j'ai fait, du reste, dans le cours de l'opération.

Le rein est rapidement mis à nu ; le tissu cellulo-adipeux qui l'entoure est légèrement infiltré, comme j'ai déjà eu l'occasion de l'observer dans d'autres cas d'anurie calculeuse.

La sensation que j'ai tout d'abord en touchant l'organe est que je me trouve en présence du rein avec un bassinet très dilaté, situé en bas et un peu en avant et séparé du rein par un sillon un peu large.

Mais, prolongeant mon incision en avant et faisant écarter les lèvres de l'incision, attirant d'autre part le rein dans la plaie, je vois immédiatement que ce que j'avais pris pour le bassinet étendu était encore de la substance rénale. Le sillon que j'avais devant les yeux est une dépression transversale, large de 1 centimètre, profonde de 2 centimètres environ, à bords inclinés, à fond blanchâtre, d'aspect fibreux, divisant le rein en deux reins secondaires, en faisant un rein bilobé, chacun de ces deux lobes paraissant être l'équivalent d'un rein normal.

Il nous a paru que nous nous trouvions en présence d'un rein unique formé par la confluence de deux reins.

De ce rein partait un seul bassinet dilaté, du volume d'un œuf de poule environ, d'apparence bleuâtre, à surface lisse et régulière ; je le ponctionne, il sort un peu d'urine claire, mais l'écoulement s'arrête presque aussitôt. Je retire le trocart, qui est le trocart fin de l'appareil Potain ; son extrémité est obstruée par un bouchon de substance de couleur ardoisée. J'en mets un plus gros, mais rien ne s'écoule et je le retire ; l'extrémité est chargée de cette même substance, et par l'orifice de la ponction sort un petit nodus de même apparence.

Je fends alors le bassinet, et nous avons l'explication et de cette absence d'écoulement et de l'obstruction de la canule.

Tout le bassinet est rempli par un corps étranger, ardoisé, élastique, ferme, résistant un peu aux efforts de traction : il s'agit évidemment d'un vieux caillot sanguin, qui a pris cet aspect et cette consistance.

Au milieu, nous trouvons un calcul très irrégulier, noirâtre, du volume d'une petite cerise, mais d'une cerise fortement creusée, de façon à être hérissée d'aspérités : c'est évidemment de l'oxalate de chaux. Au milieu de ce vieux caillot, nous trouvons une multitude de grains calculeux.

A côté de ce très vieux caillot, nous en trouvons un plus récent, mais fibrineux, à peine teinté. Le vieux caillot s'engageait dans l'uretère, dont l'abouchement dans le bassinet était tortueux, irrégulier, coudé, et paraissait avoir favorisé la stagnation du sang dans le bassinet. Cet uretère était, en outre, distendu.

Je le cathétérise avec une bougie n° 14, que j'enfonce certaine ment presque dans la vessie.

A ce moment, j'eus la tentation de mettre dans cet uretère une sonde en caoutchouc rouge qui serait arrivée jusque dans la vessie, d'où je l'aurais retirée quatre ou cinq jours après au moyen d'un lithotriteur, ou mieux de mon instrument destiné à recevoir les corps étrangers souples de la vessie.

Cette sonde aurait pu protéger la suture que j'allais faire et aurait dû, théoriquement, empêcher l'écoulement de l'urine hors des voies naturelles ; mais, me souvenant du rôle médiocre qu'elle avait rempli dans le cas précédent, j'ai mieux aimé n'en pas mettre ; elle se serait certainement obstruée très facilement.

Cette protection aurait été d'autant plus nécessaire que, voyant les coudures et l'insertion vicieuse de l'uretère sur le bassinet, j'ai cru devoir faire ici une urétro-pyélonéostomie.

Réséquant l'extrémité supérieure de l'uretère et le taillant en bec de flûte, je l'ai suturé dans une partie un peu déclive et plus correcte au bassinet, par des points séparés au catgut.

En prévision de l'obstruction possible de l'uretère, je n'ai pas fait les points très serrés en avant.

Le bassinet, pendant tout le temps qu'a duré cette opération, a suinté du sang, de même que les calices, assez abondamment. C'était évidemment une hématurie *ex vacuo*.

Je mets un gros drain dont l'extrémité profonde est au niveau de la suture et qui doit sortir à l'extérieur et s'aboucher avec un autre tube aseptique plongeant dans un récipient contenant une solution de sublimé.

Suture des muscles au catgut par un surjet, et de la peau au crin de Florence.

Les suites immédiates de l'opération furent assez bonnes. Réveil facile, pas de vomisement.

L'urine a coulé le soir en partie dans le récipient, en partie dans le pansement qui est inondé.

Le lendemain, la température est encore de 36°,8 ; le pouls n'est pas relevé. La quantité d'urine ne nous paraît pas considérable ; je fais faire une injection de 250 grammes de solution de chlorure de sodium à 7 pour 1000.

17 octobre. — L'orgelet a absolument disparu, de même que la tuméfaction fluctuante siégeant à la face dorsale de l'articulation du pouce ; cela nous paraît avoir une signification pronostique mauvaise. Il n'y a pas eu encore envie d'uriner ; la vessie est vide, cela inquiète le malade.

Le 17 et le 18, il nous paraît se remonter ; la température n'est pas élevée, 37°,4, le pouls est bon, la langue n'est pas sèche, les conjections de sérum, qui ont été continuées, paraissent avoir produit un bon effet ; mais le 18, la température monte au-dessus de 38 degrés, où elle restera désormais, avec un pouls aux environs de 90.

L'état général n'est pas mauvais néanmoins, mais l'élévation de la température, quoique peu considérable les premiers jours, ne nous en paraît pas moins un mauvais signe.

Toujours pas de miction.

22 octobre. — Dans la nuit, vers 11 heures, il rend par l'uretère, en allant à la garde-robe, une matière ressemblant à du pus ; a eu ce matin une miction des mêmes matières, au milieu desquelles étaient de vieux caillots noirâtres.

Se plaint de douleurs dans le bas ventre, analogues à celles qu'il avait lors de ses coliques néphrétiques. Tentative de cathétérisme avec la sonde en caoutchouc, qui ne peut pas passer. Langue moins sèche, n'a pas dormi.

22 octobre soir. — Aujourd'hui ni sérum, ni quinine ; la température est plus élevée, 38°,4.

A rendu un peu de pus et un peu d'urine par le canal.

Sulfonal, 1 gramme ; morphine, 2 centigrammes ; chloral, 2 grammes.

23 octobre. — La température est plus élevée ce matin, quoiqu'il ait dormi de 11 heures à 8 heures.

On a fait une injection le matin de 25 centigrammes de quinine et 125 grammes de sérum.

L'après-midi, idem.

28 octobre soir. — A uriné trois fois, un peu plus d'un demi-litre d'urine, et des caillots noirâtres analogues à ceux retirés du bassinet, et du pus comme de petits crachats.

Devant nous, à 6 h. 1/2, il urine sans douleur de l'urine claire, mélangée de pus en petits grumeaux ; a été beaucoup moins mouillé par l'urine sortie par la plaie. T = 39°,2.

Cette élévation est-elle en rapport avec le passage du pus dans l'uretère et la vessie ?

P. 104, mais pas d'agitation ; calme ; pas de rougeur de la plaie, pas d'escarres des fesses.

On irrigue matin et soir depuis deux jours ; depuis quatre jours, une irrigation par jour.

24 octobre. — A uriné 1 litre pendant la nuit. Une miction faite devant nous est de 300 grammes ; mais n'a pas dormi malgré le chloral, agitation ; se lève et enlève le tube.

Ce matin, abattement très grand. Température assez élevée, pouls rapide.

Le frère, chef infirmier, me fait observer que cette forme d'agitation lui rappelle celle qui résulte de l'intoxication iodoformique et, quoique la surface d'absorption n'ait pas cetainement 1 centimètre carré, l'iodoforme n'est en contact avec la plaie qu'au niveau du drain, comme l'absorption s'est peut être faite par la peau, je supprime la gaze iodoformée. La recherche de l'iode dans l'urine faite par M. Talamon est positive; traitée par l'acide nitrique et le chloroforme, il y a un dépôt rose très manifeste ; l'urine contient en même temps un peu d'albumine ; je remplace le tube, mais en ne le fenêtrant qu'à l'extrémité, je fais un lavage.

25 centigrammes de quinine, à 9 heures et à 2 heures. 125 grammes de sérum, matin ; 125 grammes de sérum, soir.

24 octobre soir. — T$=$39°,4. P$=$ 116 à 120. La peau est chaude mais pas trop sèche, langue toujours sèche ; 50 centigrammes de quinine, un peu de diarrhée ; plus de 1 litre d'urine dans la journée, un peu trouble avec un peu de dépôt. Quelques flocons jaunâtres, comme des crachats. Miction sans douleur, pas fréquente ; lavage de la plaie ; pansement à peine mouillé.

25 octobre. — Insomnie, n'a pas pris de chloral.

T $=$ 30°,4. Respiration un peu fréquente ; un peu d'absence à certains moments dans les idées.

L'urine contient encore de l'iode, un peu de rose dans le dépôt, et un peu d'albumine, louche par l'acide nitrique, un peu trouble, léger dépôt. Miction : 1 litre, un peu plus. A peine 100 grammes d'urine sortie par le tube ; lavage. On cesse le sérum et on donne 50 centigrammes de quinine le matin et autant l'après-midi, toujours en injection sous-cutanée. Langue un peu sèche ; amaigrissement, il prend cependant pas mal de lait depuis deux jours, 2 litres par jour.

26 octobre. — Il paraît se produire une détente ; la température et le pouls ont baissé ; il demande à manger.

27 octobre — L'état reste le même ; 6 grammes de salol dans la journée ; urine, 2 litres, un peu louche toujours, perd bien peu d'urine,

28 octobre. — A eu hier soir, vers 8 heures, un violent frisson. Ce matin 36°,8, P $=$ 108, petit, langue toujours sèche : a sué

très abondamment toute la nuit. Ce matin urine un peu ; café ; suppression de salol, dès hier à la première appartition de la couleur, moins abondante.

Un peu d'absence et un peu de délire ; se trouve toujours bien ; extrémités se refroidissent facilement.

28 octobre (soir). — La température remonte ; état assez mauvais. Urine 1100 à 1200 grammes, caféïne 1 centigramme, injection sous-cutanée d'huile camphrée au 1/10.

29 octobre. — Nuit moins bonne ; n'a dormi qu'une heure ; pouls petit, rapide, 136 ; fièvre 40°,2, P = 39°6, à 8 h. 1/2.

Injections toutes les deux heures de 4 centigrammes d'huile camphrée à 1/10.

29 octobre (soir). — T = 37°,4. Pouls plus fort et moins rapide : 108. Urine sanglante rouge, 200 grammes. Rien n'a coulé par la plaie. Lucidité plus grande ; langue moins sèche ; injection sous-cutanée de strychnine, 3 milligrammes dans les vingt-quatre heures.

30 octobre. — L'amélioration ne se maintient pas, et il meurt dans la journée du 31, évidemment d'accidents infectieux.

Observation XVII (Albarran [1]).

Capitonnage d'hydronéphrose. — Anastomose
néphro-uretérale.

Il s'agissait d'une hydronéphrose calculeuse du rein droit : le calcul en forme de V avait déterminé la production de deux poches aux deux extrémités, supérieure et inférieure, du rein. L'uretère offrait un rétrécissement très accentué au niveau de son embouchure dans le bassinet : il s'insérait vers la partie moyenne de la poche hydronéphrétique.

[1] Albarran. Nous ne pouvons donner que le résumé donné par les journaux de la communication faite par l'auteur à l'Académie de médecine.

Dans une première intervention, M. Albarran pratiqua la néphrotomie, enleva le calcul, et finit l'opération en plicaturant les deux poches, supérieure et inférieure, et en fixant les plis par des points de suture au catgut. Le résultat de ce capitonnage était de diminuer dans de notables proportions le volume de la poche de l'hydronéphrose tout en conservant le tissu rénal.

Deux mois après, M. Albarran pratiqua une nouvelle intervention destinée à remédier à l'insertion vicieuse et au rétrécissement de l'uretère. Après avoir introduit une sonde dans l'uretère, il incisa ce conduit par la voie lombaire et sutura les bords de cette incision, faite sur la partie la plus déclive de la poche rénale.

Au cours de cette seconde opération, on put se rendre compte de la rétraction considérable que le capitonnage avait déterminé dans la poche de l'hydronéphrose.

La jeune femme est guérie depuis trois mois, et le cathétérisme uretéral montre que la poche rénale, qui autrefois renfermait 400 grammes de liquide, n'en contient plus que 8.

Observation XVIII (Delbet [1]).

Anastomose latérale.

Femme de trente-trois ans, qui depuis l'âge de dix-huit ans éprouvait des douleurs dans le rein gauche, revenant sous forme de crises environ tous les mois.

A vingt-quatre ans elle devint enceinte, et pendant le troisième et le quatrième mois de sa grossesse, les crises douloureuses augmentèrent beaucoup d'intensité. Une deuxième grossesse évolue sans accident. A vingt-huit ans la malade fait une fausse couche à la suite de laquelle les douleurs subirent une nouvelle exacerbération. Depuis cette époque les crises douloureuses ont été en augmentant d'intensité.

[1] Delbet. Nous donnons le compte rendu succinct de la communication faite par l'auteur à l'Académie de médecine le 27 décembre 1898 *(Presse médicale).*

Au mois de juin 1898 débuta brusquement une crise plus sévère encore que les précédentes, et un nouveau symptôme fit son apparition : une tuméfaction se développe sous les fausses côtes gauches et envahit peu à peu la région lombaire, l'hypocondre et la fosse iliaque. On diagnostiqua une hydronéphrose. Le rein droit n'était pas augmenté de volume et le cathétérisme urétral démontra d'autre part (bien que la malade eût été atteinte antérieurement d'une anurie pendant trente-six heures) que ce rein fonctionnait normalement.

Une opération ayant été décidée, la tumeur fut mise à nu et ouverte au moyen d'une incision pratiquée au niveau de la région lombaire. Il s'écoula de la poche un peu de liquide roussâtre, sans odeur : elle ne contenait pas de calcul. La recherche de l'uretère fut très laborieuse : ce conduit, qui s'insérait sur la paroi postérieure de la poche, fut disséqué dans une assez grande étendue, ce qui permit de constater qu'il était le siège d'un rétrécissement très serré. On le fendit depuis son orifice dans le bassinet, jusqu'au-dessous du rétrécissement, et on introduisit une sonde de gomme au-dessous de ce rétrécissement, en la faisant cheminer de haut en bas, ce qui prouve que le reste de l'uretère était perméable. On pratiqua alors une uretéro-pyélonéotomie, qui transforma l'orifice pyo-uretéral en une fente longue de 1 centimètre.

Les suites opératoires furent des plus simples et la guérison eut lieu *per primam*.

Observation XIX (Albarran [1]).

Éperon pyélorénal. — Résection orthopédique du rein.

Jeune femme de vingt-deux ans, eut, à la suite de couches, une pyonéphrose gauche. La néphrotomie fut pratiquée, et il resta à sa suite une fistule lombaire laissant passer l'urine et du pus. Par le cathétérisme uretéral pratiqué avec son cystoscope, l'auteur

---

[1] Nous ne pouvons donner ici que le compte rendu succinct de la séance du 25 juillet 1898 *(Presse médicale, 1898).*

recueillit séparément l'urine des deux reins : les analyses de ces urines démontrèrent que le rein malade sécrétait, dans les vingt-quatre heures, une quantité d'urine représentant le tiers du travail utile des deux reins réunis. Une sonde uretérale n° 12 fut laissèe à demeure et, dès le premier jour, la fistule lombaire se ferma.

Depuis plus d'un an la fistule était fermée, mais il fallait tous les deux jours pratiquer le lavage du rein, sous peine de voir la fièvre et les douleurs rénales apparaître. A chaque cathétérisme uretéral, il s'écoule par la sonde 250 grammes d'urine purulente retenue dans le rein.

Le diagnostic de rétention rénale s'impose et, pour le guérir, M. Albarran intervient de nouveau par la voie lombaire.

Avant l'opération, une sonde introduite dans l'uretère facilita toutes les manœuvres. On trouva que l'uretère s'insérait au milieu de la poche rénale, en sorte que, au-dessous de son insertion, il restait une portion de la poche qui ne pouvait se vider. L'auteur commença par sectionner l'éperon que formait l'uretère en s'insérant dans le bassinet et sutura la muqueuse de l'uretère à celle du bassinet. Il obtint ainsi un orifice de communication, plus large et plus déclive, de la poche rénale au-dessous de la nouvelle bouche uretérale; toute cette partie inférieure de la poche, comprenant une partie du bassinet et du rein, fut extirpée. On sutura ensuite les deux lèvres antérieure et postérieure de la poche pyélorénale sectionnée. La malade guérit complètement en quelques jours, et, actuellement, deux mois et demi après l'opération, elle ne présente plus ni fistule ni rétention rénale, et peut vaquer à ses occupations.

OBSERVATION XX (Imbert [1]).

*Hydronéphrose volumineuse guérie par le cathétérisme
de l'uretère.*

Malade âgé de trente-cinq ans, a eu la petite vérole à l'âge de

[1] Imbert, thèse de Montpellier ; observation communiquée à la Société de chirurgie le 2 juin 1897.

quatre ans; en 1880, il fut atteint, dit-il, d'une pleurésie du côté droit, pour laquelle il fit un séjour de trois semaines à l'hôpital (ventouses, sangsues, lait).

20 mars 1897. — Il fut pris, sans cause connue, d'une douleur dans l'hypocondre droit, qui dura une quinzaine de jours et céda à l'application d'un vésicatoire. Huit ou dix jours après l'apparition de cette douleur, il s'aperçut que ses urines avaient beaucoup diminué : il n'en rendait, dit-il, que 250 grammes par vingt-quatre heures. Enfin, quelques jours plus tard, survint un œdème absolument limité aux membres inférieurs, en même temps que le malade s'apercevait que son ventre devenait plus volumineux du côté droit.

Il se décida alors à entrer à l'hôpital Cochin, dans le service de M. Chauffard, où il fut mis au lait; peu après son entrée, on lui fit une ponction avec une seringue de Pravaz et l'on retira de la tumeur un liquide parfaitement clair qui avait l'aspect de l'urine.

A la suite de cette ponction, le malade a uriné un petit caillot, les urines se sont relevées brusquement à 2 litres environ et se sont maintenues à ce chiffre : bruit de galop très net.

C'est à ce moment, le 3 mai, que le malade fut tranféré du service de M. Chauffard dans celui de M. Schwartz, où l'on constata les signes suivants :

Une voussure considérable occupe la région de l'hypocondre. A la palpation, on sent une grosse masse qui paraît se prolonger jusque sous les fausses côtes et arriver en bas au voisinage de la crête iliaque.

La tumeur est trop volumineuse pour que le battement soit appréciable. A la percussion, on constate qu'elle est matée dans toute son étendue, dépassant à gauche la ligne médiane et se continuant avec la matité hépatique.

Urines claires. Le reste de l'appareil urinaire est sain.

12 mai. — L'examen cystoscopique montre que l'uretère droit ne donne pas d'urine.

16 mai. — M. Imbert sonde l'uretère droit au moyen de l'appareil de M. Albereni, la sonde pénètre sans aucune difficulté, et bientôt s'écoule goutte à goutte un liquide noirâtre, très foncé,

contenant des globules rouges, de l'urée, de l'albumine : l'écoulement étant trop lent, on l'arrête après évacuation de 500 grammes d'un liquide un peu moins foncé, mais néanmoins toujours fortement coloré. Bien que l'écoulement se fasse en jet, on l'arrête de nouveau pour éviter une évacuation trop brusque. La tumeur a diminué dans des proportions considérables, on la sent réduite au volume d'une tête de fœtus environ, et le ballottement est devenu très évident.

20 mai. — M. Albarran veut bien examiner le malade, et place une sonde à demeure par laquelle s'écoulent, dans les vingt-quatre heures suivantes, environ 2 litres d'urine (quantité appproximative, le malade ayant mélangé ses deux urines, dont la valeur totale était de 4 litres).

La tumeur a totalement disparu, et cependant, par le ballottement, on perçoit comme une poche flasque et vide.

25 mai. — M. Imbert remplace la petite sonde qu'avait mise M. Albarran par une sonde n° 11. A partir de ce moment, il est possible de faire, deux fois par jour, des lavages du rein au nitrate d'argent. Le liquide évacué par la sonde oscille journellement entre 150 et 200 grammes, l'urine vésicale restant à 1500 ou 2000 grammes. En outre, le liquide retiré par la sonde est devenu progressivement plus clair, mais contient toujours un peu de sang et beaucoup d'albumine. Les lavages déterminent une sensation douloureuse lorsque la quantité injectée en une seule fois dépasse 500 grammes.

EXAMEN COMPARATIF DE L'URINE ET DU LIQUIDE HYDRONÉPHROTIQUE
DU 18 MAI.

Urine		Liquide hydronéphrotique	
Quantité . . .	2250	Quantité . . .	1500
Densité . . .	1012	Densité . . .	1010
Réaction acide.		*Réaction fortement acide.*	
Matières organiques.	20,80	Matières organiques.	18
Urée par litre. . .	12,60	Urée par litre. . .	7,50
Albumine	0,80	Albumine	2,80
		Globules blancs et rouges nombreux.	

URINES DU 2 MAI 1897.

Rein sain			Rein malade		
Quantité	. .	1800	Quantité	. .	250
Densité .	. .	1015	Densité .	. .	1012
Urée par litre.		8,80	Urée par litre.		4,70
Albumine .	.	traces	Albumine .	.	traces

Enfin l'injection sous-cutanée de bleu de méthylène, répétée à deux reprises, selon la méthode de MM. Achard et Castaigne, a donné chaque fois un résultat positif pour le rein gauche, au bout d'une heure et demie environ. Pour le rein droit, la coloration n'est apparue à aucun moment.

La sonde uretérale est laissée en place pendant quinze jours. Elle est retirée le 4 juin. A partir de ce moment, le malade continue à avoir des urines légèrement troubles, dont la quantité totale s'élève environ à 2000 en vingt-quatre heures.

Il part au bout de huit jours pour l'asile de Vincennes, d'où il revient quinze jours après pour se faire examiner. L'hydronéphrose ne s'est nullement reproduite.

Revu au mois de décembre 1897, le malade se sent parfaitement guéri et se refuse à toute nouvelle exploration de son uretère, il est donc impossible de dire si la poche d'hydronéphrose est complètement vide. Cependant, à la palpation, on ne sent que le rein légèrement descendu, non volumineux, et l'on peut très facilement le refouler sous les fausses côtes. Le bruit de galop est devenu beaucoup moins marqué.

OBSERVATION XXI

(Belgique, Cercle médical de Bruxelles, 9 août 1898.)
Du cathétérisme de l'uretère dans la cure de l'hydronéphrose.

Van Eyclen rappelle brièvement un cas d'hydronéphrose soigné dans le service de M. Dubois et présenté au cercle il y a un an. A la suite d'une laparotomie, au cours de laquelle on avait non extirpé le rein, mais marsupialisé la poche urinaire, une fistule avait persisté en rapport avec le rein gauche. A mesure que la fistule tarissait, une quantité correspondante d'urine s'éliminait de l'uretère, et on suppose que le rein droit manquait. Plus tard, une pyonéphrose s'est établie ; le cathétérisme de l'uretère fut pratiqué par M. de Luyett ; l'uretère droit existait, mais semblait ne pas fonctionner ; dans l'autre, on ne put laisser une sonde à demeure, et au bout de trois à quatre jours, la fistule se fermait. Quelques jours plus tard, le malade souffrant de malaises avec gonflement de la région rénale gauche, on retira la sonde et on constata qu'elle était obstruée. Depuis, la fistule resta fermée ; le malade est sorti de l'hôpital, toujours avec une douleur obtuse, une sensation de poids dans le flanc gauche, où l'on perçoit une tuméfaction. Or, il y a quelque temps, il s'est représenté à la consultation et on trouve avec étonnement que la tuméfaction du côté gauche avait disparu. Les urines étaient toujours purulentes ; il paraît donc que le malade avait pu guérir dès le début de l'affection par un simple cathétérisme de l'uretère gauche. M. d'Haeneus conteste cette manière de voir. Le cathétérisme a sans doute pu être facilité par l'opération antérieure, qui avait probablement modifié la fonction respective de diverses parties de l'appareil urinaire, mais une coudure de l'uretère, avec hydronéphrose consécutive, peut parfaitement s'opposer au passage de la sonde uretérale.

Nota. — Ces deux dernières observations ne rentrent pas tout à fait dans le cadre de notre sujet, elles n'ont été citées que pour montrer les services que peut rendre le cathétérisme seul (observation d'Imbert surtout).

CONCLUSIONS

Pour instituer un traitement rationnel de la rétention
rénale, il ne suffit pas de diagnostiquer simplement
l'existence de l'affection, il faut encore faire le diagnostic
de la variété aseptique ou septique, de la forme ouverte,
fermée ou intermittente, de la nature et du siège de
l'obstacle, de l'état anatomique et de la valeur physiologique du tissu rénal, tant du côté malade, que du côté
sain.

La clinique et l'expérimentation nous démontrent d'une
façon irrefutable que dans des rétensions même septiques
et anciennes, le rein conserve encore une grande partie de
ses fonctions. Enlever une glande encore capable de travailler utilement est donc irrationnel. La néphrectomie
primitive et les opérations qui tendent finalement à la
suppression de la glande doivent donc être évitées dans le
traitement des rétentions rénales sauf en cas d'absolue
nécessité.

Il faut donc :

1° Conserver le rein autant que faire se peut ;

2° S'efforcer de rétablir l'écoulement de l'urine par les
méthodes énumérées ci-dessous:

Cathétérisme de l'uretère.

Néphropexie simple.

Uretérolysorthose combinée ou non à la néphropexie.

Section de l'éperon pyélorénal. Amélioration de
l'orifice uretéral.

Capitonnage de la poche.

Uretéroplastie.

Anastomoses latérales, implantations de l'uretère. Uretéropyélonéostomie.

Résections orthopédiques du rein.

INDEX BIBLIOGRAPHIQUE

—

Achard, Exploration clinique des fonctions rénales (Académie des sciences, 30 janvier 1899).

Achard et Castaigne, Sur l'élimination du bleu de méthylène (Société méd. des Hôpitaux, 30 juillet 1897).

— Sur l'application du bleu de méthylène au diagnostic de la perméabilité rénale (Société méd. des Hôpitaux, juin 1899).

— Exploration clinique des fonctions rénales (Presse médicale, 25 janvier 1899).

Alban Doran, Transact. of the path. Society of London, 1891-1892.

Albarran, thèse de Paris, 1889.

— Technique du cathétérisme cystoscopique des uretères (Rev. de gyn. de Pozzi, 1897).

— Nouveaux procédés d'exploration du rein appliqués au diagnostic des calculs du rein (Annales des maladies des organes génito-urinaires, juillet 1897).

— Mémoire et présentation de malade : capitonnage de la poche Anastomose laterale de l'uretère.

— Présentation d'un malade guéri après résection orthopédique du rein (Acad. de méd., 26 juillet 1898).

— Hydronéphrose diagnostiquée cliniquement, cathétérisme montre qu'il s'agit d'un kyste de l'ovaire.

— Hypertrophie compensatrice en pathologie rénale (Presse médicale, 23 février 1899).

Albarran, Reins et uretères, *in* Traité de chirurgie Delbet et Le
Dentu.

Albarran et Bernard, La perméabilité rénale étudiée par le procédé du bleu de méthylène dans les affections chirurgicales du rein (Annales de Guyon, n° 4, août 1899).

— De la Cryoscopie (Congrès d'Urologie, 1899).

Albarran et Guyon, Physiologie pathologique des rétentions rénales (2ᵉ session de l'Assoc. franç. d'urologie).

Albarran et Llurra, Cathétérisme permanent des uretères (Soc. de
biologie, 1891).

Alessandri, Sur la structure et la fonction du rein à la suite de
l'occlusion de l'artère et de la veine émulgentes (Revue
de chirurgie, août 1899).

Allingham, Med. Presse and Circular, 1892.

Amstein, De la pyélonéphrite suppurée (th. Paris, 1869).

Anderson, Incisions exploratrices dans le rein flottant (Brit. med.
journ., 1883, p. 917).

Annandale, Exploration du rein sans résultat (Edimb. med. journ.,
1875).

— Incisions exploratrices expérimentales (Edimb. med. journ.,
1869).

Annequin, Dauphiné médical, 1893.

Arnould, th. de Paris, 1891.

Artaud, De la néphrite déterminée par la compression des uretères
dans le cours du cancer de l'utérus (Revue de méd.,
1883).

Barker, Dangers des néphrectomies quand on n'est pas sûr de
l'autre rein ; rein unique (Brit. med. journ., 1887,
p. 1157).

Battle, Quelques cas d'hydronéphrose (S. Thomas's hosp. rep.,
XXV, p. 619).

Baylac et Peres, Note sur la recherche de la perméabilité rénale par l'emploi du bleu de méthylène (Soc. méd. de
Toulouse, 23 juillet 1897).

Baudoin et Terrier, De l'hydronéphrose intermittente (Revue de
chirurgie, 1891).

Bazy, Diagnostic des lésions rénales dans les affections des voies urinaires (th. Paris, 1880).

— Contribution à la chirurgie de l'uretère : uretéro-pyélonéotomie (Revue de chirurgie, 1897).

— Diagnostic des lésions chirurgicales des reins par l'emploi du bleu de méthylène (Rev. de gyn., 1898).

— Valeur pronostique du bleu de méthylène (Annales de Guyon, no 6, 1899).

Le Beck, Hydronéphrose volumineuse par oblitération de l'uretère (11ᵉ Congrès de chir., Paris, 1897).

Belfield, Digital exploration of the Kidney with report of three cases (New-York med. rec., 1887).

Bennet May, Traumatisme du rein, rétention d'urine dans le rein (Brit. med. journ., 1883, p. 109).

— Nephrectomy of obstructive suppression of the urine (Brit. med. journ., 1884, p. 453).

E. Berg, Zur Technik des Nierenschnitten (Berl. klin. Wochen, 19 décembre 1887, p. 706).

Bernard, Association française d'urologie, 1899.

Biar, Etude sur les fistules de l'uretère (th. de Bordeaux, 1885).

Bidwell, Le rein flottant (Lancet, 16 avril ?)

Billroth, Pyélonéphrite calcul. néphrectom. Déchirure de la veine cave (Rev. des sc. méd., 1886).

Blacke, Abces of the Kidney from obstruction to a ureter (Boston med. and surg. j., 1887).

Block, Résection du tissu rénal pratiqué dans un but diagnostic — Nord. med. Arkiv., XXIX (Rev. de chirur., 1899).

Boari, L'uretéro-cystonéostomie, traduit par Legrain (revue de chirur., 1899).

Bonneau, th. de Paris, 1894.

Braun, Archiv für klinische Ch., 1890.

Brenner, Vertrag. zur Casuistik der Nephrectomie (Wien. med. Woch., sept. 1885).

Brewer, Journal of the Cutaneous diseases, 1899, p. 321.

Brinon, Hydronéphrose congénitale et dilatation de l'uretère (th. de Paris ?)

Brodeur, De l'intervention chirurgicale dans les affections des reins (th. de Paris, 1886).

Bruce Clark, Brit. med. journ., 1895.

Bryant, Cas où il n'existe qu'un rein fonctionant (Clin. Society, mars 1886).

Bureau, Traitement des pyonéphroses (th. de Paris, 1890).

Cabot, Hydronéphrose suppurée (Soc. anat. Paris, 1863).

Casper, Der Catheterismus des Ureteren (Allg. med. Centralzeit., 1895).

— Discussion sur le cathét. (Société de médec. de Berlin, octobre 1898).

— Réfutation d'une critique de Hollande sur le cath. (Berliner klin. Woch., 1898).

Castaigne, Revue générale sur la perméabilité rénale (Gazette des Hôp., 1898).

Chapput, Arch. génér. de méd., 1894.

Chandelux, Contribution à l'étude des lésions rénales déterminées par les obst. au cours de l'urine (th. Paris, 1876).

Charcot et Gombault, Lésions des reins consécutives à la ligature des uretères (Arch. de physiol., 1881).

Chopart, Traité des maladies des voies urinaires, Paris, 1791.

Clark, Néphrotomie et néphrectomie (Glasgow med. journ., mars 1887).

Coats, Glasgow med. journ., 1891.

Comby, Presse médicale, 1899.

Cohnheim, Allgemeine Pathologie, Bd. II, p. 400.

Cordier, American journal of Obstetrics, 1896, p. 333.

Civiale, Traité pratique sur les maladies des organes génito-urinaires, Paris, 1858.

Gzerny, Hydronéphrose, néphrectomie, mort par anurie (Deut. med. Wochen. 1881).

Dagot, Arch. prov. de chir., 1896.

Delbet, Présentation d'un malade, uretéropyélonéostomie (Acad. de méd. 29 décembre 1898).

Delitzine et Wolkoff, Pathogénie du rein mobile (Méd. mod., 10 mars 1894).

Delettrez, France méd., 1890.

Demelin, Palpation directe du rein, observation de Championnière (France méd., 26 avril 1888).

Dieulafoy, Hydronéphr. suppurée guérie par ponction (Gaz. hebd.,
1877).

Dodge, A case of pyon. cured by catheterism of the kidney
(Phys. and Surg. Dict., 1896, p. 112).

Donnadieu, Des effets de l'obstruction de l'uretère et du traitement
de l'anurie obstructive par la néphrotomie systématique
(Arch. clin. de Bordeaux, 1895).

Doyer, Congrès de chir., 1898.

Dreyfus, Perméabilité rénale (Lyon méd., 1898).

Duncan, Australian med. journ., 1893.

Durham, Incision exploratrice sans résultat (Brit. med. journ.,
1892).

Duret, Du traitement du rein mobile par néphroraphie (Soc. des
sc. méd. de Lille, 1888).

— Journal des sciences de Lille, 7 janv. 1899.

Emmet. Cathétérisme de l'uretère (New-York med. jour., 1884)

Enderlen, Contribution à la chirurgie de l'uretère (Deut. Zeitschrif
für Chir., 1896).

Fenger, Operation for the relieff of valveformation and stricture
of the uretere in hydro or pyonephrose (Journal of the
Amer. med. Assoc, 10 m. 1894).

— American journal of the med. scienc., décembre 1896.

Fenwick, Catheter of the male ureters (Lancet, 15 janv. 1898).

Forgue et Reclus, Thérapeutique chirurgicale.

Fredel, Rein mobile, hydronéphrose intermittente (Société anat.,
Paris).

Friedmann, Pyonéphrose traumatique chez blen. Opération, emploi du cystoscope pour uretère de Casper pour reconnaître l'état de l'autre rein. (Berlin. Klin. Woch., 1898).

Fritz, Des reins mobiles (Arch. génér. de méd., août et septembre 1859).

Gayet, Traitement de l'hydronéphrose par retournement de la poche (Lyon médical, mai et décembre 1898).

Gaither, Cathet. of the uretere in the male (J. crit. and gen. ur. diseases, 1895, p. 491).

Galliard, Hydronéphrose suppurée, rétrécissement de l'uretère (Bull. Soc. anat., 9 février 1880).

Gardner, Traité chirurgical des affections rénales (The aust. Med. journ., 1883).

Genouville, Assoc. franç. d'urologie, 1897.

Gersuny, Communication au Congrès des sc. méd. de Moscou, 1897.

Glantenay, Chirurgie de l'uretère (th. de Paris, 1895).

Glénard, Soc. méd. des hôp., 1893.

Godlee, Obstruction d'un seul uretère par calcul, anurie complète (Bull. méd., 1887).

Grenet, Observation de rein unique (Soc. anat. Paris, 24 décembre 1898).

Grünfeld, Cathétérisme de l'uretère (Wienner med. Presse, 1896, n° 77).

Gerster, Autoplastie uretérale (New-York med. Monatschrift, 1897).

— Americ. journ. of the med. sciences, p. 97. Uretéroplastie.

Guessarian, th. Paris, 1898.

Guy, th. Paris, 1897.

Guyon, Leçons cliniques sur les maladies des voies urinaires.

— De la taille rénale (Annales des maladies des organes génitaux, 1887).

Guyon et Albarran, Physiologie pathologique des rétentions rénales.

Hallé, Les maladies chirurgicales de l'uretère (Gazette des Hôp., 1887).

— Uretérites et pyélites (th. Paris, 1887).

Hamburger, Histologie du bassinet et des uretères (Rev. des sc. méd., 1873).

Harris, Examen de cent cas de néphrectomie (American journal, 1882).

Harrisson, Cathétérisme de l'uretère (Lancet, 1884, p. 198).

Hayes Agneus, Fistule uretérale dans un but thérapeutique (Philad. med. times, 1881).

Haward, Incision exploratrice du rein sup. (Trans. of clin. Soc., 1882, p. 217).

Heydenrech, Contribution à l'étude des lésions rénales consécutives à la rétention d'urine (Rev. méd. de l'Est, 1899).

— Des incisions permettant d'aborder le rein (Semaine médicale, 1887).

Hildbrand, Chirurgie du rein (Presse méd., no 59).

Hochney, Congrès de chirurgie, 1891.

Hollander, Faible utilité du cathétérisme, etc. (Berlin. klin. Wochen., octobre 1898).

Imbert, Cathétérisme des uretères (th. de Montpellier, 1898).

Israël, Deux cas d'opération plastique sur bassinet dans hydro. (Deut. med. Wochen., 1896).

— Discussion sur cathétérisme (Soc. de med. de Berlin, 30 novembre 1898).

James, Dilatation des uretères (Edimb. med. journ., 1877).

— Hydronéphrose sous l'influence de la contraction de la vessie (Brit. med. journ., 1877).

Keller et Ramsay, De l'usage du cathétérisme rénal dans le diagnostic et le traitement des maladies du rein et de l'uretère (Rev. de gyn.).

Kelly, The ureteral catheter (Am. journ. of Obst., 1892, p. 768).

— Introduction of bougies in to the ur. (J. Hopkins Hosp., bull. 17).

— The cystoscope (Am. j. of Obst., 1894).

Knox, The Lancet, 1891.

Kolischer, Der Catheterisme der Ureter (W. klin. Woch.).

Kollmann, Die Nitzé schen Ureter cystoscope (Central. für. die Krank. der Harn, 1895).

Krotosygner, Cathet. of the Ureter (Trans. med. Soc. Calif., San-Francisco, 1897).

Kuster, Résection de l'uretère (Verhandlung der deutsch. Gesell. für Chir., 21 sc., 1892).

Landau, Berliner, klin. Wochen., 1883.

Lange, Double néphrotomie, obstruction de l'uretère (Med. News, 1886).

Lange, Nephrectomie, anurie, dégénérescence du rein, oblit. de
  l'uretère du côté opposé (New-York med. Rec., 1880).
Lawson Tait, Notes on the Surgery of the Kidney (Birmingham
  med. Rev., 1885).
Lauenstein, Deut. med. Wochenschrift, 1887.
Le Dentu, Traité des maladies des voies urinaires, 1881.
  — Technique de la néphrectomie (Rev. de chir., 1886).
  — Maladies chirurgicales du rein et des uretères, Paris,
  1889).
Legry, Manuel de médecine Debove et Achard, VI, p. 980).
Legueu, Hydronéphrose pour rétrécissement de l'uretère.
  — Anatomie chirurgicale du bassinet et de l'uretère (Annales
  de Guyon, 1891)
Lépine, Sur la perméabilité rénale (Lyon méd., 1896).
Liaudet, thèse de Lyon, 1897.
Litten, Discussion sur le cathétérisme (Soc. méd. de Berlin, oc-
  tobre 1898).
Loison, Hydronéphrose par oblit. cong. de l'uretère(Soc. de chir.,
  1898).
Lohnstein, Die Nitzé'schen Ureter Cystosc. (Centr. für die Krank.
  der Harn, 1895, p. 427).
Ludmann, Modifications du rein à la suite de la ligature des ure-
  tères (Zeit. für klin. Med., XXXIV, p. 299).
Mainzer, Ueber den Werth der Cystos. und der Ureter cath. (Ber-
  lin. klin. Woch., 1896).
Mamley, Suppuration rénale, catarrhe spécifique et traumatique.
  Valeur de l'analyse microscopique de sédiment urinaire
  comme moyen de diagnostic exact (Journal med. Assoc.,
  13 novembre 1898).
Marcille, Société anatomique, mars 1899.
Marduel, Etude sur la néphrotomie (Lyon méd., 1872).
Marmasse, Société anatomique, mars 1894.
Marquesy, Des fistules rénales (th. de Paris, 1856).
Mavrojanis, Variation dans l'élimination du bleu de méthylène
  (Société de biologie, 5 mars 1898).
Mauny, Congrès de chirurgie, 1896.

Mazzoni, Société italienne de chirurgie, 1898.

Meyer, Catheterism of the ureters (Med record, 1897).

Mickulickz, Chirurgie des plaies de l'uretère (th. de Breslau).

Monprofit, Congrès français d'urologie.

Montaz, Dauphiné médical, 1895.

Morris, Chirurgie des reins (Brit. med. journal, 26 mai).

Navarro, thèse de Paris, 1894.

Nepveu, De l'extirpation du rein, revue critique (Arch. gén. de
médecine, 1895).

Netter, Volvulus de l'uretère (Bull. d. Soc. anat., Paris).

Newmann, Cathétérisme de l'uretère (Bull. méd. jour., 1883).

Nicolaï, thèse de Privat-Docent, Kiel, 1896.

Nitze, Zum cathet. des Harnleiter bei Manne (Cent. für Ch., n⁰ 9,
1895).

— Eine neue Modification des Harnleiter Cystoscope (Cent.
für Krank. d. Ham., n° 8, 1897).

Oliver, Rein mobile (Brit. med. jour., 1885).

Ogden, Pyonéphrose (Boston med. jour.)

Olshausen, Sammlung (Klin. Vorträge, 1892).

Parker, British. med. jour., 1890.

Pasteau, Société anatomique, Paris, 1897.

— Etude sur 140 cas de cathétérisme des uretères (Assoc.
d'urol., 1898).

Pawlick, Ueber die Sondirung (Arch. für Gyn., 1881).

— Cathétérisme uretéral chez la femme (Arch. kl. Ch., 1886).

Polaillon, Rein flottant, néphrectomie ald. (Acad. de méd., janvier 1886).

Polk, Compression des uretères (Pract. Soc. of New-York, 1883).

Pinner, Chirurgie des reins (Arch. für Chir., LVI, p. 447).

Pye-Smith, Transact. of the path. Soc., 1871.

Quenu, De la néphrectomie (Arch. gén. de méd., 1882).

Rafin, Traduction de l'article de Wagner sur les principes fonda-
mentaux de la chirurgie de l'uretère (Bull. de Disp. de
Lyon, 1898).

— De l'uretérolysorthose, Communication. Société nationale
de médecine de Lyon, novembre 1898.

Rayer, Maladies des reins, Paris, 1841.

Regnier, Suture de l'uretère (Soc. de chir., février 1898).

Reynard, De l'influence de la compression de l'uretère sur la sécrétion rénale (Soc. de biol , 1877).

Reliquet, Leçons sur les maladies des voies urinaires, Paris, 1885.

Richard d'Aulnay, Le bleu de méthylène dans certaines affections des voies urinaires (Bull. gén. thérap., 1898).

Richter (De), Contribution à l'anatomie pathologiqne du rein (Presse méd. belge, 1891).

Richter, Discussion sur le cathétérisme de l'uretère (Soc. méd. de Berlin, octobre 1898).

Richardson, Uretéroplastie pour hydronéphrose intermittente (Trans. amer. surg. Assoc., XV, p. 555).

Rochard, Uretère, in Dechambre.

Rokitansky, Cité par Agrer (Inaugural Dissertation, 1891).

Rosenthal, Therap. Monatschrifft., 1896.

Rosenstein, Traité pratique des maladies des reins.

Sabatier, Néphralgie hématurique chez hystérique (Revue de chirurgie, janvier 1889).

Schetelig, Hydronéphrose, néphrectomie, mort, rein unique (Arch. für Gynæc., 1873).

Schwartz, Hydronéphrose guérie par cathétérisme (Soc. de chirurgie, 1897).

Sendler, Indications et résultats de l'intervention chirurgicale dans les affections des reins (Munch. med. Wochenschrift, 1899).

Sérapine, Néphropexie pour rein mobile (Centralb. für Therap., 1897).

Silbermann, Nouveau procédé d'oblitération des uretères dans un but diagnostic (Berlin. klin. Woch., 1883).

Simon, Chirurgie des uretères, 1871.

— Cathétérisme de l'uretère (Volkmans. Sam. Klin., 1885).

Simons, Med. News, Philadelphie, 1891.

Siraud, Lyon méd., juin 1894.

Sokoloff et Lüchsinger, Physiologie des uretères (Revue sciences méd., 1879).

Strauss et Germont, Lésion histologique du rein de cobaye après ligature des uretères.

Swenski, Traitement opératoire de l'hydronéphrose (Central. für Therap., p. 97, 1899).

Tellier, Lyon méd., 1890.

Terrier, Néphrectomie pour rein flottant (th. Brodeur).

Toiri, Sur les fonctions du rein (Morgagni, juillet 1898).

Trelat, Néphrotomie et néphrectomie (2e Congr. de chirurg, 1886).

Trendelenburg, Volkmans klinisch. Vorträge, n° 355. L'autoplastie uretérale.

Trekahi, La greffe uretérale (Gaz. hôp., 1892).

— Les greffes uretérales, 1899.

Troisfontaines, Société belge de chirurgie, 1895.

Tuffier, Rein et voies urinaires (Duplay et Reclus).

— Etudes expérimentales sur la chirurgie du rein, 1889.

— De l'hydronéphrose intermittente par coudure de l'uretère, 1896.

— Hydronéphrose intermittente à coudure fixe, néphrectomie (Soc. de chir., 1898).

Tully Vaughan, The New-York med. journal, p. 639, 1897.

Vernet, thèse de Lyon, 1892.

Verhoyen, Résultats éloignés de la néphrectomie (Soc. belge de géogr., 1898).

Veir, New-York med. journal, 1892.

Wagner, Centralblatt für die Krank. d. Harn., 1898.

Wainolz, Des moyens de diagnostic d'une affection rénale unilatérale, 1887.

Walson, Journal of cut. and gen. urinary diseases, p. 315, 1897.

Weller van Hoock, Journal of the American med. Assoc., 1899. Uretéropyélonéostomie (th. de Glantenay).

Winter, Ueber Cystoscop. und über Cath. (Discussion de la Gesellschaft für Geb. und Gynäcol., Berlin. 1897 (Berl. klin. Wochenschrift, 1897).

Zeller, Centralblatt für Chirurgie, 1898.

Zuckerkandl, Ueber die Verwendung des Brennerchen Cystoscop. (Berl. klin. Wochenchrift, 1897).

TABLE

Imprimerie A. Rey, 4, rue Gentil. — 21825

9 782019 663100